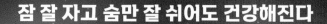

잠 잘 자고 숨만 잘 쉬어도 건강해진다

*Body Eu*

# 수면교실

## 자연치유 및 셀프케어 교과서

의학박사 **이구연** 지음

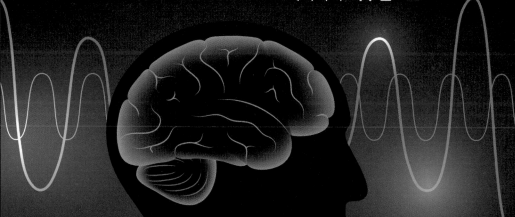

수면교실

**1판 1쇄 인쇄** 2024년 1월 25일
**1판 1쇄 발행** 2024년 1월 30일

**지은이** 이구연

**발행인** 김영대
**펴낸 곳** 대경북스
**등록번호** 제 1-1003호
**주소** 서울시 강동구 천중로42길 45(길동 379-15) 2F
**전화** (02) 485-1988, 485-2586~87
**팩스** (02) 485-1488
**홈페이지** http://www.dkbooks.co.kr
**e-mail** dkbooks@chol.com

ISBN 979-11-7168-020-7  03510

# 추천의 글

# 요양원의 그들

박의원

　전 환자입니다. 몸뿐만 아니라 마음은 더 아픈 사람입니다. 내 마음 속에는 몸의 조그만 몸짓에도 벌벌 공포에 떠는 쥐 한 마리가 터 잡고 있은 지 오래입니다. 생각마저도 피폐해져 버린 내가 감히 누군가에게 보여줄 글을 쓰기로 마음 먹은건 나의 생생 생활에서 큰 힘이 되어준 은인같은 존재에 대해서 이야기하고 싶어서입니다.

　나의 계속되는 불운과 비례해서 망가져가는 이 몸이 너무 버거워 바깥에 자유롭게 날리는 먼지조차 몹시도 부러울 때쯤 지푸라기라도 잡는 심정으로 찾아 들어선 이곳 생생! 설마! 이곳에서 삶을 다시 붙잡고 싶은 동력의 발판이 될 룸메이트를 만나게 될 줄이야.
　본인이 당한 고통만큼 깊은 연민으로 인간을 대하는 우리의 대장! 작은 거인! 하루 종일 쉬지 않고 동분서주하며, 본인 일보다는 남을 챙기는게 더 바쁜, 그래서 보는 이에게 아프지 않은 사람으로 착각하게 하는 이 분이, 4년전 몸무게는 39kg까지 빠지고 4개월을 넘기기 힘들다는 의사의 진단까지 받았던 사람이라면 그 누가 믿을 수 있을까? 몸이 감당키 힘든 고통에도 절대 자리잡고 눕지 않고, 바깥 세상의 그 누구보다 하루하루를 진하게 살아가는 작은 거인. 우리 대장님! 어지럼증으로 움직이기 힘든 덩치 큰 나를 작은 체구로 부축하며 내가 가는 곳마다 따라 나서던 그배려를 어찌 잊을까.

이 룸에서 만난 또 하나의 인연! 이름하여 미소천사! 내 식사가 끝나기를 기다려 자기가 맡은 소임이라도 되는 양 다 먹은 내 식판을 도맡아 처리해주던 사람, 체중 미달로 항암치료도 받지 못한 채 자라고 있는 암과 함께하면서도 어린애같은 밝은 미소로 보고 있는 사람조차 미소짓게 만드는 우리의 미소천사. 미소님! 그 분 또한 몸 아픔을 핑계로 같이 해야 할 일에서 몸을 사리는 것을 본적이 없다.

마지막 룸메이트 막내! 언제나 밝은 모습으로 본인의 망가짐까지 감내하며 주변에 웃음을 선사하는 막내! 그 밝음 뒤에 그녀가 짊어지고 가는 고통의 짐을 안 뒤에는 그런 험한 상황에서도 밝음을 유지할수 있는 이런 분이야말로 세상을 초월한 도인이 아닐까 하고 생각 한 적도 있다.

내인생의 끝자락 마지막 즈음에서 만난 참 좋은 사람들!

룸메이트 누군가가 본 병원에 항암치료나 CT촬영에라도 떠날라치면 그들이 돌아올 때까지 잠도 자지 않고 노심초사 애태우며 기다려 주는 이 사람들! 어떤 가족이 우리가 당하는 고통을 이만큼 같이 느끼고 아파할수 있을까? 누군가 항암치료 후유증으로 식사를 못한다는 소식을 들으면 각기 가지고 있는 별미를 내어 놓기 바쁜 이 정 많은 사람들!

생과 사의 줄타기가 벌어지는 극한상황 속에서도 내재된 인간의 고결한 심성을 아낌없이 행동으로 보여주는 이들을 어찌 존경하지 않을수 있겠는가?

마지막으로 이곳에서 만난 존경 리스트에서 빼놓을수 없는 분. 이구연 박사님! 신뢰가 가는 분의 권유로 찾게 된 그열띤 강의에서 난 어느새 환자가 아닌 대접받는 학생이 되어 있었고, 몸과의 투쟁속에서 다 부질없다고 폐기 처분했던 나의 지성이 기지개를 켜는 짜릿함을 경험하고 있었다.

학생 한 사람 한 사람과 교감하며 자기가 알고 있는 모든 것을 아낌없이 전하고자 애쓰는 그가 어찌 고맙고 존경스럽지 않겠는가? 그의 언행이 예수의 헌신을 닮아서인가! 그가 부르는 성가 속 에코에서 느껴지는 신의 현존은 나만이 느끼는 과장된 감정일까? 살만큼 살아서 더이상 세상 것은 알 것 없을 것 같았던 나에게 이곳에서 보여지고 있는 고통과 함께 드러내고자 하는 진한 이것은 또 무엇인지?

생생 암 요양병원에서 2023. 11.

# 추천의 글

# 내 삶의 잠 보물

노도윤(여행작가)

　시간과 세월 앞에서는 누구나 평등하다는 것은 삶의 진리인 듯하다. 어르신들께서 늘 말씀하셨던, "세월 앞에 장사 없고, 잠이 보약이다."라는 그 말의 의미를 나도 나이 들고 보니 이제야 알 것 같다.

　젊었을 때 배낭 하나 달랑 메고, 전 세계를 누비던 그 시절이 생각난다. 시차 적응할 겨를도 없이 지구 세 바퀴 반 세계 150개국 이상 여행을 다녔다. 그만큼 나는 건강한 체력의 소유자였다. 지구 반대편 어떤 지역을 가더라도 해뜨면 일어나고 해가 지면 깊은 잠을 잤다. 시차가 무엇인지도 모를 만큼 잠을 푹 잘 잤고, 그 에너지로 아프리카에서는 하루에 열 시간도 넘게 걷고 또 걸었다.

　그러나 어느 순간 나이는 속일 수가 없었다. 갱년기로 잠을 잘 못자고 또 밤을 하얗게 새는 날도 많았다. 게다가 나를 가장 힘들게 한 것은 추위였다. 겨울이면 너무 추워서 거의 집 밖에도 안 나갈 만큼 몸이 냉체질이었다. 그러다보니 결혼 후 몸이 차서, 아무리 노력해도 아이도 가질 수가 없었다. 나이들수록 겨울만 되면, 몸이 너무 추워서 따뜻한 동남아나 아프리카, 남미쪽으로 추위를 피해 여행을 떠나야만 했다.

그러던 어느날 지인의 소개로 이구연 박사님의 강의를 듣게 되었는데 그가 이십여 년에 걸쳐 연구하였다는 황토섬유로 만든 옷과 이불을 사용하면서부터 신기하게도 몸이 따뜻해지면서 체온도 상승한 느낌이 들었다. 이때부터 이구연 박사 작품인 황토이불이 나에게는 너무나 소중한 보물 1호가 되었다. 갱년기 이후로 잠을 설치던 수면장애와 추위가 동시에 개선되었기 때문이다.

이제는 굳이 추위를 피해 동남아로 여행을 떠날 필요가 없게 되었다. 나의 소중한 보물, 바디유 황토이불과 보호대 옷이 내곁에 있기 때문이다

이구연 박사님, 감사합니다.

# 수업 들으면서 표현력 되살아나 감사합니다

신준하

나는 엄마, 아빠께 사랑받으면서 태어났다. 어려서부터 부모님의 귀여움을 받은 기억이 남지만, 어느 날 지적장애가 있다는 사실을 알게 됐다. 그러다 초등학교, 중학교, 고등학교를 모두 졸업하고 서울교회에서 운영하는 경기 가평군에 위치한 호산나대<sup>(아가페타운)</sup>에 입학하고 서울교회의 사랑부로 출석했다.

수년 전 어느 날, 이동귀 학장님의 소개로 친구들과 선후배들 10여 명과 같이 이구연 바디유 수면 아카데미 원장님의 뇌 호흡 치료를 받게 됐다. 이름하여 '바디유<sup>(Body-Eu)</sup>'라는 수업이었는데, 원장님께서 봉사활동으로 매주 일요일 1시간씩 강의해 주셨다. 그 수업에 대한 재미가 살아나면서 2배로 강의해 달라고 했는데, 실습과 학습을 겸하여 수업해 주셨다.

매번 바디유 수업을 들으면서 알게 된 것은 내가 기면증이 있다는 사실이다. 귀 대신 머리로 소리를 듣는다거나, 두꺼비와 개미처럼 배로 숨을 들이마시고 내쉬는 습관, 손가락을 이용해 눈 움직이기 등이 기억에 남는다. 그리고 바디유 수업을 들으면서 상대성이론을 주장한 독일 태생의 과학자 알베르트 아인슈타인, 독일의 철학자 프리드리히 니체가 떠올랐다.

그중에서 아인슈타인의 명언은 이렇다. "아름다운 여자의 마음에 들려고 노력하면 1시간이 1초처럼 느껴진다. 그러나 뜨거운 난로 위에 앉아 있으면 1초가 1시간처럼 느껴진다. 그것이 바로 상대성이다." 니체의 경우에는 '위버멘슈'라는 단어가 생각난다. 그 뜻은 초인, 즉 초능력자라고 한다. 이러한 것들을 떠올리면서 글을 쓰거나 시를 썼다.

예전에는 상대방을 보면 얼굴을 들기가 어려웠는데 바디유 수업을 통해 몸과 정신이 변화하면서 표현력이 되살아나는 것은 물론이고, 수치심도 사라져 자신감 있게 표현하는 능력이 생겼다. 나뿐만 아니라 내 친구들과 선후배들도 마찬가지이다. 그래서 서울 압구정 소망교회에서 우리와 비슷한 상황에 있는 사람들을 대상으로 사례발표도 했다. 만약 바디유가 전 세계로 퍼진다면 바디유는 글로벌 교육으로 도약하는 셈이다. 내 몸의 신체적 변화로 말하자면 기면증이 호전되고, 정신적으로 표현력이 생겨나 직장에서 일을 잘한다는 칭찬도 받았다. 뇌 호흡치료라 불리는 바디유 수업은 우리 같은 처지에 있는 남녀노소에게 꼭 필요한 수업이다.

얼마 전 원장님으로부터 연락이 왔다. 4년 만에 원장님께서 통합의학 박사학위를 취득하셨다는 내용이다. 그리고 바디유 수업을 들으면서 생각나는 것이 있으면 글을 쓰거나 시를 써보라고 하셨다. 그래서 나는 글과 시를 쓰기로 했다. 앞으로도 생각나는 것이 있다면 글과 시를 써야겠다고 마음먹고 시 한 편 쓴 것을 소개한다. 제목은 '오늘을 달리며'다.

지나간 날에 힘없이 삶을 살던 그는
기운이 넘쳐나고 지치지 않는 삶을 위하여
오늘을 달린다.

보잘것없는 불행의 시기는 지났지만
그래도 힘들고 지친 인생을 살던 그는
행복한 삶이 다가오길 바라며
오늘을 달린다.

고단한 삶을 살았던 그는
지친 일상을 멀리하며
모든 일이 순조로워지는 삶을 위하여
오늘을 달린다.

수업 들으면서 표현력 되살아나 감사합니다

행복하면서도 순조로운 삶을 위해

달려왔던 그는

쉴 틈 없이 오늘을 달린다.


   비록 지적장애가 있지만, 이구연 원장님으로부터 바디유 수업을 듣고 나서 부족하나마 신문에 글도 쓰게 됐고 시도 게재할 수 있게 됐다. 이 지면을 빌려 원장님께 감사의 인사를 드린다.

# 머리말

# '남이 가지 않는 두 갈래 길을 가며'

40대 초반, 병명 없는 두통과 짜증의 고통 속에 스스로 사형선고를 내리고 사망의 늪에서 헤맸다. 어느 날 "하나님이 사람을 흙(수면섬유)으로 만드시고 생기(호흡)를 그 코에 불어넣으시니 생령(체온)이 된지라"(창2:7)을 되새기며, 호흡방법을 개선하니 두통의 고통은 바람과 함께 사라졌다.

지난 날 아내가 출산 후 전신이 붓고 붉어지면서 오한이 발병하여 10일을 S병원에서 입원치료 하였으나 진단 없는 치료에 고통의 연속이었다. 아내는 '체'를 내리고서야 쾌유가 되었다. 이러한 체험과 경험은 의학공부를 시작하는 동기가 되었다.

40대 후반 짧은 가방끈의 부족함을 느끼며 인체 습관과 관련된 책을 집필하기 위해 중·고등학교 검정고시 합격에 이어 방송대학교 교육학과에 입학하였다. 독학으로 의학을 공부하던 중에 아주의대 법의학자 이기범 교수를 알게 되었다. 그는 필자에게 해부와 부검을 참관시키어 실물의학을 기르쳐주셨다. 당시 수많은 시신을 보며 생명의 신비와 죽음을 깨닫게 되었다.

이어서 의학공부와 사업을 병행하며 초등학생부터 중·고등학생, 청년, 장년, 노인을 대상으로 인체습관 강의를 하며, 인체 습관 교육의 절실함을 느꼈다. 특히 자폐청년들을 대상으로 한 인체 습관 개선과 어휘력 향상 수업은 자폐청년들의 표현력을 향상시키는 결과를 확인하였다. 또한 필자는 신학대학원 석사과정을 거치며 치유의 관점에서 '수면신학' 명제를 도출하였다.

통합의학 박사과정에서 수강 60학점과 청강 60학점을 이수하면서, 함석찬, 전세일, 최중언, 이영진 교수님들과 최홍식 음성치료 교수님, 류서원 박사 그리고 자연치유학회장 고 이형환 교수님, 성악의 대가 고 김신환 교수님, 신학의 대가 고 이종윤 목사님 등과의 개인적 교감 수업은 의학과 신학과 철학을 융합한 깨달음의 수행이었다.

지난 오십여 년 섬유인으로, 체험학, 경험학, 발성학, 국문학, 교육학, 신학, 의학을 'Never give up' 연구해오던 중, 수면의류 '기능성 황토부착섬유' 발명은 '신의 한 수'라 여긴다.

부디 본 저서가 세계인의 공중보건을 위한 인체 교육서<sup>(教育書)</sup>가 되길 바란다.

고마움!

사업에 도움을 준, 삼십 년 전 쌍방울 현 글로벌 섬유무역을 주도하는 한솔섬유와 세아상역 회장님 이하 직원 여러분! 고맙습니다.

본 저서를 촉진한 전 문체부 대변인 죽마고우 심장섭, 편집에 노고를 다하신 대경북스 김영대 대표님, 고맙습니다.

그동안 순탄치 않은 생활이었지만 1%의 영감과 99%의 노력을 조력한 천사 같은 아내와 교육의 동기를 부여한 수혜, 'Body-Eu' 이름을 지어준 약사 수경, 사위 진규의 도움에 본 저서를 펴게 되었다. 끝으로 어머니의 "얘야, 건강하거라!"하시던 마지막 유언이 생생하다.

이구연 드림

※ 본 저작물은 용문 생생 암 요양병원 후원으로 출간되었습니다.

# 실용의학(PM; pragmatic medicine)

인간은 만물의 영장, 생의 3분의 1을 수면으로 살아가고 3분의 2를 2족 보행으로 살아감에도 불구하고 인체를 사용하는 습관교육은 지금까지 없었다.

세계인은 의학적 진단의 질병과 진단 없는 미병으로 아픔을 겪고 살아간다. 의학과 의술은 아픔이 있어 발전한다. 아픔은 의학과 건강의 밑거름이다. 실용의학적 자연치유와 셀프케어는 진정한 스스로를 위한 의술사다.

신비로운 소우주인 '나'를 배우는 것이 의학이라면 불건강한 상태를 수리하는 것은 의술과 요법이다. "의(醫)는 하나요. 의술(醫術)과 요법은 400여 가지다"(전세일). 통합의학 '안강' 의사는 지금까지 과학적으로 밝혀진 의학은 5% 정도이며, 나머지 95%는 의학적 숙제라고 하였다.

그동안 의학으로 밝히지 못한 95%는 "낫 놓고 기억자도 모른다."라는 비유가 적절하다. 낫은 자주 숫돌에 갈아야 녹이 슬지 않고 윤이 나며, 풀도 잘 자를 수 있다. 우리 몸도 의학적 기능을 알고, 자신을 성실하게 사용할 때 '낫'처럼 녹슬지 않고 아픔에 대처하며 성실한 삶을 영위할 수 있다.

### 실용의학은 인체습관 교육론이다

실용의학은 의학적 지식과 해부학을 기초하여 인체를 가르치고 기르는 교육의 의미를 담고 있다. 이에 필자는 20년에 걸쳐 인체습관을 연구하여 몸 사용 프로그램을 개발하였다.

필자가 수립한 몸 습관 프로그램은 다음과 같다. 필자는 몸 습관을 수면인간, 수면십일조 습관, 호흡인간, 발성인간, 식사인간, 직립보행, 지혜인간, 수면의류, 분만인간으로 분류하였다.

수면교실은 수면과 직립보행의 몸 습관을 실용교육으로 발전시키고자 한다. 앞으로 실용의학은 세계적 전문가들이 인류건강을 위해 체계적으로 발전시켜 나가길 기대한다.

# 수면학교 결심은!

미국의 하버드대 리베카 로빈슨 박사는 수면을 공중보건 교육으로 발전시켜야 한다고 하였다.

Sleep myths: an expert-led study to identify false beliefs about sleep that impinge upon population sleep health practices.(2019)

V. K. Somers 등(2008)은 수면장애 가이드라인을 보고하였다.

수면장애가 나타나는 요인으로 ① 수면교육 부재, ② 수면무호흡증, ③ 치료에 대한 경제적 부담, ④ 심장질환의 다양한 합병증, ⑤ 수면무호흡 치료의 고통 감내를 들 수 있다. 이에 따라 그는 수면문제를 개선하는 교육적 의료적 방안을 제안하였다.

1. 수면의학을 프로그램화할 것
2. 수면 진단 및 치료에 대한 시설과 경제적 요건을 고려할 것
3. 수면장애 원인을 명확하게 밝혀 합병증을 알릴 것
4. 수면 중추성 환자는 쉽게 치료되지 않으므로 여러 가지 방법을 제시할 것
5. 수면무호흡증 치료를 위해 다양한 중재적 방법을 연구할 것을 제안하였다.

수면은 원초적 건강과 경제가치를 좌우한다. 수면교실은 호흡과 체온을 향상시켜 수면을 잘 취하게 하고 상쾌한 아침을 맞기 위한 수면루틴을 제시한다.

수면교실은 "낮은 낮에게 말하고 밤은 밤에게 지식을 전하는"(시편) 몸 사용습관을 융합하여 천하보다 귀한 생명을 건강하게 유지하는 데 있다. 수면교실은 '건강한 육체에 건전한 정신을 깃들게 하는' 요체이다.

수면 지도사 자격부여

지도사 자격은 1급, 2급으로 나뉜다. 1급은 의학을 전문한 석사박사급 이상, 2급은 의료업에 종사하고 자연치유를 공부한 의학에 상식이 있는 자.

수면학교 모델

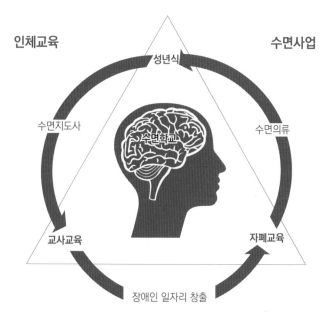

인체교육             수면사업

성년식

수면지도사       수면학교       수면의류

교사교육             자폐교육

장애인 일자리 창출

수면학교 운영 방안

1. 장소 : 정부 지원

2. 운영비 : 바디유 부담(수면의류 사업에서 충당)

3. 수면의류 생산 : 장애 또는 자폐증을 가진 자 위주로 봉제 운영

4. 수면 지도사 : 초·중·고 교사 및 간호원, 요양원 근무자 등 대상

5. 성년식 프로그램 : 18세 남녀 기준으로 고등학교 과정 및 대학
    입학 전 대상

6. 맨투맨 장학문화 발전

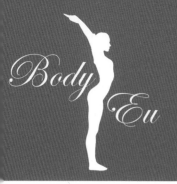

# 차 례

추천의 글 _ 요양원의 그들 ················································ 3

추천의 글 _ 내 삶의 잠 보물 ············································· 6

추천의 글 _ 수업 들으면서 표현력 되살아나 감사합니다 ··· 8

머리말 _ '남이 가지 않는 두 갈래 길을 가며' ··············· 12

실용의학(PM ; pragmatic medicine) ···························· 15

수면학교 결심은! ···························································· 17


프롤로그 ········································································· 27

01. 기능 수면인간 ························································· 29

02. 수면루틴 11조 (수면은 제 1의 에너지다) ··············· 30

03. 기능 호흡인간 (호흡은 제 1의 생명이다) ··············· 32

04. 기능 발성인간 ························································· 33

05. 기능 식사인간 ························································· 33

06. 기능 직립보행 (보행진화의 결정체) ······················ 34

07. 기능 지혜인간 ························································· 36

08. 기능 수면의류 (체온은 제 1의 생명이다) ··············· 40

09. 기능 분만인간 …………………………………… 42

부록 ……………………………………………………… 43


첫 번째 기능 – 수면인간 …………………………………… 45

1. 수면의 이해 ………………………………………… 45

2. 수면의 기능 ………………………………………… 47

3. 수면과 호흡 ………………………………………… 49

4. 장수와 체온 ………………………………………… 52

5. 수면과 소화 ………………………………………… 54

6. 수면과 생리 ………………………………………… 54

7. 꿈의 과학 …………………………………………… 58

8. 수면과 학습 ………………………………………… 61

9. 수면 환경 …………………………………………… 61

10. 수면을 돕는 요법 ………………………………… 63

11. 수면방해 요소 …………………………………… 67

12. 수면다원검사 …………………………………… 69

13. 수면부족 부작용 ………………………………… 69

14. 수면 자세 ………………………………………… 70

15. 수면 도구 ………………………………………… 72


두 번째 기능 – 수면루틴 11조 습관 …………………… 75

제1조 생체시계 ……………………………………… 76

◆ 수면 4박자 리듬 : 호흡, 체온, 소화, 생각가둠 ……………… 76

제2조 척추호흡 ···································· 79

◆ 척추호흡 4박자 리듬 : 척추, 횡격막, 폐, 코 ········· 79

제3조 뼈 자극 ······························· 82

◆ 정골 4박자 리듬 : 측두골, 접형골, 광대뼈, 귀밑 돌출뼈 ··· 82

◆ 흉골 4박자 리듬 : 쇄골 복장뼈 왼쪽 갈비뼈 오른쪽 갈비뼈 83

제4조 안구운동 ····························· 84

◆ 4박자 리듬: 손가락 시선 안구 돌리기 ··········· 84

제5조 '우' '이' 모션 ························· 86

◆ 눈물샘, 침샘, 갑상샘, 림프샘 활성 ············ 86

제6조 뇌 청소 ······························ 89

◆ 뇌 청소 4박자 리듬: 누운 자세, 척추호흡, 뇌압, 안정 ····· 89

제7조 생각 가둠 : 뇌 과학적 명상 ············· 92

◆ 생각가둠 4박자 리듬 : 안구, 시신경, 후두엽, 의식집중 ··· 92

제8조 : 허밍 파동 ························· 93

◆ 허밍 4박자 리듬 : 구강확장, 목젖올림, 입술붙임, 파동허밍 93

제 9조 내 몸 칭찬 및 기도 ················· 94

제10조 기지개 ··························· 95

◆ 직립운동 4박자 리듬 : 어깨손, 목이완, 복압, 무릎진동 ······ 101

제11조 수면의류 ······················· 104

수면루틴 11조 공리가치 ················· 106


세 번째 기능 - 호흡인간 ···················· 107

1. 호흡의 이해 ·························· 107

◆ 척추호흡 4박자 리듬 : 척추, 횡격막, 폐, 코 ················· 110

2. 과학적 호흡 ···································· 111


네 번째 기능 – 발성인간 ···························· 117

1. 배경 ········································· 117

2. 발성의 이해 ··································· 118

◆ 발성 4박자 리듬 : 척추호흡, 성대강화, 구강확장, 비강호흡 119

3. 발성 에너지 경로 ······························ 119

◆ 모음과 음압 훈련 ······························· 124


다섯 번째 기능 – 식사인간 ·························· 133

1. 식사방법의 이해 ······························· 133

◆ 식사 4박자 리듬 : 정자세, 얼굴 들기, 턱관절, 섭식 ········· 134

2. 소화기 ······································· 136

3. 음식의 의미 ··································· 142


여섯 번째 기능 – 직립보행 ·························· 143

1. 걷기 ········································· 143

◆ 보행 4박자 리듬 : 무릎, 발가락, 발바닥활, 보폭 ··········· 144

2. 앉기 ········································· 152

◆ 앉기 4박자 리듬: 골반, 척추, 호흡, 머리 ················· 152

3. 서기 ········································· 155

◆ 서기 4박자 리듬 : 발가락, 무릎, 척추, 머리 ·············· 155

4. 조깅 ································································ 159

◆ 조깅 4박자 리듬 : 발가락, 무릎, 호흡, 속도 ················ 159

5. 운전 ································································ 161

◆ 운전 4박자 리듬 : 시트, 자세, 양발, 좌우 확인 ··········· 161

6. 신발 ································································ 163


일곱 번째 기능 - 지혜인간································· 165

1. 지혜의 이해 ····················································· 165

2. 과학적 학습 ····················································· 167

◆ 학습 4박자 리듬 : 자세 좌뇌 우뇌 후두엽 의식사용 ········ 167

3. 기본적 학습 ····················································· 177

4. 인사 ································································ 182

◆ 인사의 4박자 리듬 : 인사, 반사, 감사, 만사형통. ··········· 182

5. 관혼상제 ························································· 183

6. 앎의 과정 ························································ 185


여덟 번째 기능 - 수면의류 ····························· 187

1. 기능성 수면의류의 이해 ······································ 187

2. 본 제품 임상과 실험 ·········································· 195

3. 수면 보호대 ····················································· 198

4. 결론 ································································ 204

5. 수면과 몸 습관이 미치는 효과 임상제안 ·············· 205

아홉 번째 기능 – 분만인간 ………………………………… 207

1. 분만의 이해 …………………………………207

2. 분만 자세 …………………………………… 214

3. 산모의 건강 ………………………………220

4. 아기의 시력 ………………………………222


부록 ……………………………………………………… 223

01. 자연분만과 제왕절개 개선책 ………………………223

1. 신생아 출생 및 분만 ………………………… 225

2. 산부인과 산모중심 의료시설 …………………230

3. 자연분만 의료수가 개선 ……………………… 231

4. 자연분만 활성화를 위한 대책 ……………232

5. 제왕절개 고찰 …………………………………235

02. 미혼모(이브엄마) 개선책 …………………………237

03. 성년식 프로그램 ……………………………… 241

1. 성년식 ………………………………………… 241

2. 학습 내용 ……………………………………245

3. 교육효과 ………………………………………247

4. 결론 …………………………………………248

04. 맨투맨 장학문화 ………………………………249


참고문헌 ………………………………………253

수면과 몸 습관표 ………………………………255

# 프롤로그

수면은 삶의 원동력이다.

그러므로 수면을 위한 노력과 투자는 건강 공유와 경제가치를 부여한다.

세계문명은 유목사회 → 농경사회 → 산업사회 → 정보사회 → AI 사회로 발전하고 있다. 문명이 발달하면서 자연히 육체 노동보다 정신 노동이 많아지는 것이 현실이다. 정신 노동의 증가와 육체 노동의 감소는 수면을 방해하는 요소가 된다.

수면교실은 잠을 잘자게 하고 수면의 질을 높이는 여러 가지 방법을 제시한다.

수면은 생의 3분이 1을 살아가는 일주기 리듬이다. 예를 들어, 수면 리듬은 호수의 물과 같다. 호수에 바람이 잔잔하면 물결이 조용하고 바람이 불면 물결이 인다. 마찬가지로 수면하는 동안에는 뇌에 파동이 일면 잠을 못 이루고 뇌파동이 잔잔해야 잠을 이룬다.

수면루틴은 뇌를 잠 재우기 위해 호흡과 체온 소화기능을 도와 뇌파동을 잔잔하게 하는 수면 패러다임이다.

지금까지 많은 과학자들이 수면문제를 연구하며 발전시키고 있다. 그럼에도 수면문제는 복합적이기에 사람마다 다르게 나타난다. 이는 우리 DNA 구조가 사람마다 다르기 때문이다. 이제 수면도 교육과 습관 배양을 위해 투자할 때이다. 또한 수면에 대한 투자는 경제적 비용 절감과 안녕한 일생을 위한 바로미터이다. 수면은 내일을 위한 자연치유와 축복의 생명이다.

수면교실은 수면과 일상의 건강을 유지하기 위하여 의학이 밝혀낸 지식과 임상을 통해 다양한 요법(동종요법, 정골 요법) 등을 융합한 습관론이다.

건강한 삶을 위해서는 수면뿐 아니라 잘 태어나고, 호흡도 잘하고, 발성도 잘 발화해야 한다. 나아가 인체공학적 걷는 자세, 앉는 자세, 서는 자세, 그리고 식사방법도 매우 중요하다. 나아가 과학이 발전함에 따라 뇌 기능도 다중으로 사용하는 능력을 소유해야 한다. 뇌를 다중으로 사용하는 능력은 뇌 가소성(Neuro plasticity)을 향상시켜준다. 뇌 가소성은 경험과 체험을 통해 학습력을 향상시켜주는 뇌 기능이다.

## 01. 기능 수면인간

수면의 지휘자는 신이다.

수면은 무의식적 호흡과 체온 관리, 소화기능을 연주하는 오케스트라다,

예컨대, 수면은 물가에 심은 나무의 뿌리다. 뿌리는 흙의 영양, 산소, 온도, 습도가 일정해야 튼튼하고 나무를 잘 키워준다. 수면은 자동차 시동을 건 후 기어의 중립(N)상태다. 이때 에어클리너가 깨끗하고 연료가 고급이어야 엔진 상태가 좋아진다. 그리고 바퀴의 공기량도 적절해야 차체가 보호되면서 원만하게 길을 달릴 수 있다. 인간의 수면도 나무나 자동차처럼 호흡을 통해 산소가 충만해야 되고, 체온으로 세포를 수리하고, 왕성한 소화력으로 영양을 공급하는 등의 지휘를 스스로 해야한다.

독자들께서는 수면과 관련된 아래 질문을 염두에 두고 정독하기 바란다.

냉한 체온은 개선되는가?

무호흡은 개선되는가?

코골이는 개선되는가?

생각은 가두어지는가?

닭이 알을 품는 듯한 잠자리란 무엇인가?

상쾌한 아침은 가능한가?

난임과 체온은 상관이 있는가?

암과 호흡과 체온은 상관이 있는가?

학습의 집중력과 수면은 상관이 있는가?

몸 칭찬은 수면에 도움을 주는가?

독자들은 수면루틴을 실천하고 습관을 갖게 되면 "아하!"하는 탄성과 함께 그 효과를 체감하게 될 것이다. 그러나 개인마다 반응은 달리 나타날 수 있다.

## 02. 수면루틴 11조

수면 십일조는 자연치유와 셀프케어다.

◇ 1조 수면을 취하는 시간과 기상하는 시간을 지키는 것이 자신의 VIP 신용이다.

◇ 2조 의식 호흡훈련을 통해 무의식 수면무호흡을 개선할 수 있다.

◇ 호흡은 기(氣)로서 존재한다. 복압은 척추 관절의 이완 및 수축과 유산소 운동 및 뇌에 좋은 영향을 제공한다. 호흡은 호흡으로 개선한다.

◇ 3조 두개골도 호흡을 한다. 정골요법에 의해 스스로 머리뼈를 자극함으로써 뇌 기능 향상과 얼굴 미용의 효과를 가져온다. 두개골은 1분에 8~12번을 움직인다고 한다. 잠자기 전과 기상하기 전 두개골을 자극함으로써 뇌의 기능을 활성시켜 수면을 돕는다. 뼈는 뼈로 건강하게 한다.

◇ 4조 안구운동은 시신경을 자극하고 안구를 지지하는 근육을 강화시켜 주며 눈물샘, 기름샘을 활성시킨다. 또한 어깨관절의 유연성을 돕는다. 안구는 안구로 건강을 유지한다.

◇ 5조 '우, 이' 모션은 눈물샘, 침샘, 갑상샘, 림프샘을 자극하며 목 근육을 강화시켜 준다. 자극은 자극으로 호르몬을 분비한다. 참고로 얼굴뼈는 근육과 붙어 있지 않아 다양한 표정을 지을 수 있다.

◇ 6조 뇌 청소는 척수와 림프 및 정맥을 통해 뇌의 노폐물 배출하는 작용이다. 뇌의 노폐물 배출이 저하되면 뇌 질환의 원인이 된다. 척추호흡은 뇌압을 가하여 수면 중 뇌 청소를 촉진시킨다.

◇ 7조 생각가둠은 두 눈의 시신경이 후두엽을 투시하는 의식이 필요하다. '생각 가둠은 뇌 과학적 명상이다' 복잡한 생각은 걱정이다. 걱정은 몸을 병들게 한다. 잠을 못 이루면 아래의 문구를 되뇌어라. 그러면 상쾌한 아침이 반길 것이다. "천하를 다 얻고 네 생명을 잃으면 무슨 소용이 있나!"

◇ 8조 허밍 발성은 소리길을 열어주며 일산화질소를 생성하여 면

역력을 높여준다. 코골이는 자장가일 수도 있다.

◇ 9조 내 몸 칭찬 및 기도는 세포를 깨어나게 하여 수면을 돕는다. 인체의 세포는 언어나 의식으로 반응한다. 고래도 칭찬하면 춤을 춘다.

◇ 10조 기지개는 수면 중에 이완된 전신을 스트레칭하는 준비운동이다. 직립운동은 일상의 일을 하기 전에 인체를 정형시키는 워밍업이다. 우리는 기상과 동시에 일을 한다. 기상하자마자 일을 하는 것은 자동차 시동을 걸자마자 출발하는 것과 같다.

◇ 11조 체온은 제1의 생명이다. '닭이 알을 품듯 포근한' 난방비가 절약되는 자체복사발열에 의한 체온을 높여주는 수면의류는 제8장에 소개한다. "밤이 지나고 아침이 되니 새날이다"

## 03. 기능 호흡인간

호흡은 제1의 생명이다

척추호흡 4박자 리듬은 척추, 횡격막, 폐, 코 순이다.
아기가 직립보행을 시작하면서 복식호흡을 잃어버리고 흉식호흡을 비롯한 잘못된 호흡을 시작한다.
척추호흡 4박자는 호흡의 진화적 결정체다.
척추를 이용한 호흡이 습관이 되면 횡격막이 튼튼해지며 무의식적 호흡이 개선되어 복압 유지와 유산소를 촉진한다. 또한 식도의 건강 유지를 돕는다.

## 04. 기능 발성인간

발성 4박자 리듬은 복압, 성대, 구강, 비강호흡 발성이다.

인간은 태어날 때부터 '응애'하면서 발성을 한다. 만약 태아가 태어나면서 울지 않으면 폐 기능이 나빠진다. 그리고 전문 가수들이 사춘기에 무리하게 발성하면 장기적으로 소리의 질을 저해할 수 있다.

여기 과학적 발성법을 소개한다. 발성 에너지경로는 전기적, 기계적, 음압적, 문자적, 공명적 5단계이다. 5단계 과정을 훈련하고 습득하면 저음, 고음, 장음, 공명이 아름답게(euphony) 발성되고 청자에게 감동을 선사한다. 비강호흡을 통한 발성은 파바로티의 비결이다.

## 05. 기능 식사인간

소화는 제1의 생명이다.

식사 4박자 리듬은 자세, 턱기능, 음식, 씹기이다.

음식을 먹으면 왜 체하는가? 머리를 숙이고 급히 먹는다든가, 채소보다 육식을 선호한다든가 해서 음식물이 위로 내려가지 못하고 횡격막을 통과하는 식도에 머무는 상태를 체했다고 한다.

체함의 현상은 얼굴이 창백해지고, 딸꾹질을 하거나, 음식을 안 먹어도 배가 고프지 않은 현상으로 나타난다. 자연요법의 심호흡과 운동이 체기를 해결하는 데 도움이 된다. 그래도 체가 안 내려가면 내과나 이비인후과에서 내시경 검사를 받은 후 의료적 치료를 권한다.

## 06. 기능 직립보행

보행4박자 리듬은 보행 진화적 결정체다.

걷기

보행 4박자 리듬 : 무릎, 발가락, 발바닥활, 보폭은 디지톨(Digitol) 보행시대를 연다. 디지털(Digital)은 손가락을 뜻하고, 디지톨은 발가락을 뜻한다. 보행 4박자 리듬은 관절과 척추를 보호하고 품격을 살려 준다. 디지톨 보행은 관절(articulation)을 이용한 싱코페이션 워킹이다.

직립보행은 인간만이 기능하는 조건이다. 그럼에도 직립보행에 대한 어떠한 교과서도 없는 것이 현실이다.

"걸음을 잘 못 걷는 자여, 강아지 걷는 것을 보고 배우라!"

앉기

앉기 4박자 리듬은 골반, 척추, 호흡, 머리이다.

앉는 자세를 바로 하면 몸에 무리를 주지 않고 장시간 앉아 있어도 몸이 피로를 덜 느낀다. 앉는 방법은 다양하나 몸의 중심과 균형을 유지하는 것이 중요하다. 앉는 방법은 의자에 앉는 방법과 방바닥에 앉는 방법이 있다.

### 서기

서기 4박자 리듬은 발가락, 무릎, 척추, 머리이다.

서는 자세에서 엄지발가락과 발꿈치 안쪽에 힘을 가하면 똑바른 자세를 유지할 수 있다. 자세한 것은 보행 4박자 리듬을 참조하라.

### 조깅

조깅 4박자 리듬은 발가락, 발바닥활, 무릎, 속도이다

조깅 4박자 리듬은 지속적 습관으로 건강을 유지시킨다. 몸이 가벼움을 느끼며 심폐 기능이 강화되어 맥박이 안정적으로 뛴다. 또한 손가락, 발가락이 민첩하여 순발력을 더해준다.

### 운전

운전 4박자 리듬은 등받이, 자세, 양발, 백미러이다.

자동차는 현대인에게 다리와 같은 존재이다. 그러나 운전방법에 대하여는 그 어떤 지침서도 없다. 운전 4박자 리듬은 운전을 안정적으로 하며 건강을 유지하는 운전자의 자세다.

## 07. 기능 지혜인간

지식은 끝이 없으나 지혜는 깨달음이 있다.

학습 4박자 리듬은 자세, 좌뇌, 우뇌, 후두엽 사용이다.

우리 교육의 현실은 암기위주의 시험으로 실력을 평가한다. 그러나 교육의 본질은 몸을 가르치고 교육하는 광의적 의미를 가지고 있다. 필자는 교육학을 전공하면서 교육이 무엇인가의 질문에, 교수는 교육은 의미(말이나 글의 뜻)로서 존재한다고 하였다. 하버드 대학교 다중지능이론의 창시자 하워드 가드너는 심리학자이며 교육자이다. 그는 다중지능이론에서 뇌에 컴퓨터가 3대 이상 있어야 창의적 학습이 도출된다고 하였다.

본 학습 4박자 리듬은 뇌기능을 발달시키는 기능다중지능(FMI: Function Multiple Intelligence)으로 뇌 운영학습이다. 기능다중지능은 해부학적 뇌 기능을 이해하고 그 기능을 의식으로 운영하는 방식이다.

인간은 만물의 영장임에도 환경에 따라 의식과 행동이 학습된다. 인도의 늑대소녀가 인간에게 발견되어 인간의 의식에 적응하지 못하는 사례를 소개한다.

나아가 학습에서 자세의 중요성을 알리고, 집중력을 향상시키는 '뇌 과학적 명상' 학습법을 소개한다.

장난은 영어로 놀다(play, mischief)이다. play는 몸을 움직인다는 뜻이다. 필자는 mischief라는 단어를 "실수를 통해 리더자격을 갖춘다"는 뜻으로 자의적으로 해석한다. 요즘 아이들은 장난을 금기로 여기고 부모의 일방적 기준을 벗어나면 부모는 '하지마'로 일관한다. 그러나 미국속담에 "공부만 하고 놀지 않는 아이는 바보가 된다."는 말이 있다. 이처럼 부모나 교사는 주입식 학습에 치우쳐 아이들의 무한한 잠재의식을 가두게 한다.

질문은 학생의 권리이자 학습의 기본이다. 우리나라의 부모들은 자녀에게 학교에서 무엇을 배웠냐고 묻는다. 반면에 유대인의 부모는 자녀에게 학교에서 무엇을 질문하였느냐고 묻는다. 독자들께서는 방과 후 돌아 온 자녀에게 어떤 질문을 하시는가?

동아리 학습은 깨달음(Understand)이다. 동아리 학습은 또래 문화와 관련이 있어 동질성에 의한 학습효과를 향상시킨다.

문법은 글과 말의 뼈대이다. 고로 초·중·고 국어 교과서 앞장에 문법구조를 명료하게 정리하여 기술할 것을 제안한다.

사춘기(Adolescence)는 남녀의 성이 종족을 번식할 수 있는 생식기 기능이 발달하는 시기다. 2002년 하우스만의 연구에 의하면 사춘기의 여성이 남성보다 먼저 좌뇌 우뇌 양쪽을 골고루 사용한다고 하였다. 성교육은 지구 끝날까지 숙제다. '아이는 어른의 아버지'라고 하였다.

경제는 경세제민(經世濟民)으로 세상을 편하게 하여 백성을 구하는 뜻이다. 영어의 경제(Economic)는 절약이라는 뜻이 있다. 세계가 글로벌화되는 경제사회 중심에는 금융이 주도하고 있다.

경제는 제1의 생명이다. 이제라도 경제(금융)공부를 초·중·고·대 교과 과정에 편입시켜 계단식 교재를 만들어 필수 교육으로 발전시켜야 한다. 즉 돈의 가치를 학생 스스로 느끼게 해야 한다.

준법은 사람과 사람 사이에 정해진 행위적 법을 말한다. 이러한 법을 만들고 처벌하는 기관이 사법기관이다. 전 국민이 법을 지키고 살아가야 함에도 불구하고 초·중·고·대학에서는 준법을 가르치는 교재가 부재한 것이 오늘의 현실이다.

"봉사는 애국의 척도이다." 자본주의는 빈부격차를 가져온다. 빈부격차는 인간이 살아가면서 겪는 과정이다. 그러나 빈부격차를 줄이는 방법은 공동체 의식을 심어주는 봉사교육이다. 부록의 맨투맨 장학금 문화를 참조하라.

선생은 교사와 다르다. 교사들께서는 자신이 선생의 자격을 가졌는지 스스로에게 질문하라!

교사의 의무 중 하나는 건강이다. 학생들과 체육시간을 함께하는 것도 큰 유익을 준다. 선생은 차별 없이 행동하는 사랑으로 학생을 대하라. 행동하는 사랑과 뜨거운 마음으로 성실하게 학생을 대할 때 진정한 선생의 자격을 갖게 된다.


인간미 있는 교사는 학생들에게 먼저 인사한다. 인사는 행동하는 사랑이다. 학생 중심으로 학습하라. 이는 학생이 어떠한 질문을 하든 칭찬해주고, 질문의 단어를 효소화하여 이해의 폭을 넓혀주어라. 이것이 학생 중심 학습이다. 그러면 교사는 학생들에게 존경을 받을 것이다. 존경에는 공짜가 없다.

인사는 향기 바이러스다.

인사 4박자 리듬은 인사는 반사로 감사로 만사형통이다.

인사를 하면 받는 사람은 눈과 미소로 기쁨을 표현하여 인사를 한 사람에게 돌려준다. 인사를 통해 무언으로도 교감할 수 있다. 고로 피차가 만사형통을 이룬 셈이다. 신조어 인사말 하나를 소개한다.

'하리(hari)!'(happy & rich) 즉, 행복한 부자 되세요!

생각의 속도는 지식을, 그러나 지식은 무한대로 끝이 없다.

생각의 각도는 지혜를 그러나 지혜는 깨달음에 이어 사랑으로 귀속한다.

우리는 살아가면서 앎의 '식'(識)에 대하여 정리할 필요가 있다.

식의 9단계를 알아본다. 무식, 의식, 인식, 지식, 상식, 학식, 도식, 선식, 성식이다. 소크라테스는 철학을 위하여 독이 든 사발을 받았고, 예수는 사랑을 위하여 "저들이 알지 못하여 내가 십자가에 못 박히나이다"라고 하였다.

## 08. 기능 수면의류

수면의류는 건강 패러다임이다.

기능성 나노황토부착섬유 [특허제10-1197312호]는 신의 한수다.

본 수면의류는 피부안정감을 통해 수면을 돕고 체온을 높여준다. 원적외선 자체복사발열은 뼈까지 침습하여 체온을 높여준다. 게다가 난방비 절약을 통해 환경과 몸을 살린다. 특히 질병을 유발하는 수맥을 차단시킨다. 수면 십일조는 자신에게 축복을 주는 셀프케어다

닭이 알을 품듯한 수면의류

본 기능성황토섬유는 방사율 90%이며 파장은 5~15㎛로 측정되었다. 인체파장 에너지 범위는 2~36㎛이다. 체온 36.5℃를 유지하는 파장은 5~15㎛이다. 예컨대, 닭이 계란을 품고 부화되는 발육온도는 37.5~37.9℃이며 발생(세포증식) 온도는 36.1~ 37.2℃이다. 본 수면의류를 사용하면 코어온도 37.2℃ 정도를 유지시켜 준다.

이구연(2021)의 〈황토이불이 수면장애에 미치는 효과〉에 따르면, 대조군 14명, 실험군 15명을 대상으로 임상 실험한 결과 실험군에게 심신의 안정감을 제공하였고, 표피와 심부 온도는 1~1.5℃ 높아졌고 1시간 45분 이상 수면 시간이 늘어났다.

흥미로운 사실,

이구연(2020)은 황토섬유로 만든 방석으로 강아지 12마리를 4주간 실험하였다. 결과는 피부병과 눈병이 호전되었고, 성격이 순해졌다. 반려견 1천만 마리 시대에 반려견의 건강은 가족의 건강과 직결된다.

니트이불 세트

'닭이 알을 품듯한 포근함' 체험으로 말하다!

니트이불 세트는 바디유의 걸작품이다.

수면 보호대

수면보호대는 손발 및 무릎 그리고 복부 등 냉체온을 개선시키며 수면을 돕는 바디유만의 디자인이다.

결언

"너희는 흙이니 흙으로 왔다가 흙으로 가느니라"

본 수면의류는 동종요법의 일환이다. 우리 몸이 흙이니 흙을 감싸고 수면을 하는 것은 생물학적 원시시대와 문명시대의 지혜이다. 근래 맨발 걷기 운동이 확산되고 있다. 이는 흙의 효능을 인체에 적용한 원시적 보행의 재현이다.

본 수면의류는 잠 자는 동안 나노황토가 피부에 접촉되어 수면을 돕는다. 수면의류의 다기능적 효과를 경험하는 것은 독자의 몫이다.

본 수면의류는 공중보건을 위한 중재로 가능성을 시사하고 있으며, 국민건강을 위해 공공재의 가치를 지니고 있다.

수면교실의 자연치유적 셀프케어는 그동안 임상사례를 가설하여 세계보건과 국민 건강을 위해 정부는 임상연구비 1천억 원을 지원하라!

## 09. 기능 분만인간

자연분만은 원시적 축복이다.

임산부의 입덧은 아기를 작게 키우라는 신호로 여겨야 한다. 태아의 비만은 질 분만을 저해한다. 임산부는 적당한 일이나 운동을 통해 태아의 건강을 돕는다. 임산부의 체온은 산모나 태아의 건강을 돕고 질 분만을 위한 매우 중요한 요소이다. 산모의 산도와 천골은 체온이 높을 때 유연성을 가진다. 출산 시에 산모의 복압에너지는 평소 훈련이 필요하다. 분만자세는 질 분만을 하는 데 매우 중요하다. 부록의 '자연분만과 산모중심 개선책'을 참고하라.

끝으로 각각의 습관마다 4박자 리듬을 정하여 누구나 쉽게 잘못된 습관을 개선하도록 하였다.

# 부록

1. 자연분만 유도와 제왕절개 지양을 위한 개선책 : 정부는 산부인과 의료인의 수를 증가시키고 질 분만 의료 수가를 제왕절개보다 3~5배 높여준다. 나아가 산모중심 의료기를 개발하여 보급하며 자연분만을 통한 출산을 권장하는 프로그램을 발전시키는 방안이다.

2. 미혼모(이브 엄마) 개선책 : 우리 조상들은 15세에서부터 출산을 하였다. 이를 적용하여 그들에게 경제적 발판과 교육의 장을 열어주어 음지에서 양지로, 사회구성원으로 멋진 가정을 꾸리게 하자. 미혼모를 '이브 엄마'로 미혼부를 '아담 아빠'로 제안한다.

3. 성년식 프로그램 : 성년식은 사춘기를 넘어 성인이 되는 신고식이며 예절식이다. 성인식은 생물학적 성인이 됨을 알리며 성인으로 성적·사회적 책임을 지는 예절교육이다.

4. 맨투맨 장학문화 : 진정한 봉사교육을 위한 학생 장학금 제도다. 개인이 개인 학생을 돕는 것은 관리비도 절약되면서 왼손이 하는 것을 오른손이 모르게 하는 선행이다. 이는 금전을 활용하여 학생의 자존감과 봉사정신을 높여주는 에너지다.

# *sleeping*

*Body Eu*

## 첫 번째 기능 - 수면인간

수면은 신의 축복이다.

## 1. 수면의 이해

수면은 전적으로 뇌를 위한 생체리듬이다. 뇌 무게는 평균 1.3kg 로 산소 소비량은 전체 소비량의 25%이다. 나머지 인체는 평균 65kg로 산소 소비량은 전체 소비량의 75%이다. 뇌는 신체무게 대비 16배(94%)의 산소를 사용한다. 또한 뇌의 영양분은 산소와 당분이다. 수면은 뇌를 위해 존재하는 생물학적 일주기 리듬이다. 뇌는 낮을 위해 사용되는 에너지원이다. 그래서 수면의 질과 삶의 질은 상관성을

45

갖게 된다. 그렇다면 수면을 어떻게 취해야 건강한 수면을 취하고 상쾌한 아침을 맞을 수 있을까?

예컨대, 나무의 경우 3분의 1은 뿌리이고, 3분이 2는 줄기는 줄기와 잎이다. 나무도 바람과 환경을 극복하기 위해 뿌리의 에너지가 충분할 때 잘 자란다. 뿌리는 흙, 산소, 온도, 습도가 일정해야 튼실하게 자란다. 사람도 마찬가지로 수면할 때 산소, 체온, 습도가 최적으로 기능해야 상쾌한 아침을 맞이할 수 있다.

필자는 수면을 자동차 엔진 동력의 기어중립(N) 상태로 비유한다. 자동차 엔진이 작동할 때 에너클리너나 가솔린 상태가 안 좋으면 소리가 크고 연료가 많이 소모되며 연소가 덜 된 가솔린은 독성을 가진 배기가스로 배출된다. 인체도 수면 중에 산소가 부족하거나 체온이 낮으면 체내에서 독소를 배출한다.

'잠이 보약'이라는 말이 있다. "너희가 일찍이 일어나고 늦게 누우며 수고의 떡을 먹음이 헛되도다. 그러므로 여호와께서 그의 사랑하는 자에게는 잠을 주시는 도다."(시편 127:2~5) 이처럼 수면은 땅에 충만한 자에게 주는 신의 축복이다.

수면교육은 과학이 밝혀낸 이론과 임상을 융합하여 수면을 잘 취하도록 돕고 일상생활을 활기 있게 만드는 데 있다. 수면교육은 매우 단순하다. 땅에 충만하고 땀을 흘리는 자는 수면을 보상으로 받는다. 그러나 수면문제는 복합적이고 다양하다. 수면에 문제가 있는 사람은 먼저 수면다원검사를 받아 문제점을 인지하고 원인을 분석할 필

요가 있다. 그럼에도 불구하고 수면문제를 교육으로 발전시킬 시대
가 왔다. 〈수면교실〉이야말로 수면교육을 열어가는 첫 단추이다.


## 2.수면의 기능

### 세포수리

이스라엘의 외이즈만 연구소(2016)에서 신체의 세포회전율을 추정
해보니 인간의 세포는 30조 안팎으로 밝혀졌다. 그리고 하루에 약
3,300만 개의 세포가 괴사되고, 다시 생성된다. 신체의 약 1%가 하
루에 교체되는 셈이다. 세포의 수명은 장내세포가 3~5일이고, 혈액
세포의 적혈구는 120일 정도이고, 백혈구의 호중구는 평균 0.9일이
다. 괴사된 세포는 몸에서 이탈되고 일부는 미생물이나 기생충 먹이
가 되고 일부는 몸 안에서 분해된다. 그러나 뇌 세포의 소뇌 및 수정
체는 몸의 일생과 함께 할 정도로 수명이 길다고 한다. 본 연구는 뇌
세포의 장기적 사용을 입증하였다.


### 뇌청소

2012년 로체스터대학의 마이켄 네더가드(Maiken Nedergaard) 연구팀
은 뇌의 신경교세포가 뇌척수액을 순환시켜 림프계가 없는 뇌 세포
에 영양을 공급하고 노폐물을 배출하는 등 림프계의 역할을 대신한

다고 발표했다.

글림프계(Glymphatic system)는 척추동물의 중추신경계에서 노폐물 제거를 위한 시스템이다. 이 모델에 따르면 뇌척수액은 혈액외벽의 체액과 결합하여 뇌동맥 주위 공간으로 흐르고 정맥 주위 공간으로 빠져나간다. 뇌척수액은 뇌실 맥락총에서 500ml 정도 생산되어 뇌를 순환하며 뇌 노폐물을 배출시키는 뇌 청소부다(최중언 교수).

## 뼈 건강

뼈에서는 골수를 생성한다. 골수는 적혈구, 백혈구, 혈소판을 생성하여 혈액으로 보낸다. 특히 골반, 머리, 가슴과 같이 넓은 구조를 가진 뼈에서 골수를 많이 생성한다. 수면하는 동안에 뼈 체온을 높여주면 뼈 기능이 활성화된다.

## 본능 에너지

수면 Bio-energy는 신의 영역이다. 신의 영역이라 함은 무의식중에 발현되는 본능 에너지이기 때문이다. 즉 잠을 자는 동안에는 몸의 제반적 근육(체성신경)은 쉬고 있지만 뇌(중추신경)와 장은 활동(자율신경)하면서 에너지를 생성시켜 준다.

척추마비 환자도 위치에 따라서 본능적 에너지가 발현된다고 한다. 척추의 위치에 따라 발기의 정도가 달리 나타난다고 한다. 척수 불완전 마비 환자의 경우 70% 정도 발기가 가능하다(최원석).

잠이 보약이라는 말은 본능 에너지(생명의 힘)를 생성시키기 때문이다. 남성의 경우 수면 중에 성적 의식 없이 자연 발기나 몽정을 하는데, 이를 본능 에너지라 한다. 리비도는 정신분석학자 지그먼트 프로이드가 붙인 이름이다.

## 3. 수면과 호흡

수면무호흡은 개선될까?

먼저 수면무호흡의 원인을 이해할 필요가 있다. 소뇌의 숨뇌가 지시하지 않아 호흡이 멈추는 것을 중추성 무호흡이라 한다. 기능적 수면무호흡은 목젖이 기도를 막아서 나타나는 현상이다. 몸이 피곤하거나 술을 마시면 인두와 목젖 근육이 이완되면서 숨길을 방해하여 호흡이 정지된다. 수면무호흡은 의식적 호흡훈련으로 개선의 여지가 있다(수면십일조 참조).

수면무호흡

미국의 수면무호흡(Obstructive sleep apnea ;OSA) 환자는 약 1,500만 명이나 된다고 한다. 수면할 때 근육이 이완되어 혀와 연결된 인두가 기도를 막고, 목젖이 기도로 내려와 기도의 관을 막으므로 호흡이 차단된다고 한다. 수면무호흡 환자의 경우 산소저하증이 나타나면서 대사증후군에 의해 고혈압, 뇌졸중, 및 심박제동, 심혈관, 심부전 질환이 대조군보다 높게 나타났다고 한다. 중추성 무호흡증상(Central sleep apnea ; CSA)은 뇌와 심장이 호흡에 지장을 주어 올바른 수면을 저해하는 것으로 나타났다. 중추성 무호흡증의 생체역학적 원인은 무기력한 자세, 심장 억압, 상기도 폭이 좁음, 폐기능 저하에 기인하며, 생화학적 원인은 렙틴, 아드레날린, $CO_2$ 등의 활성 부조화에서 기인한다고 한다. 수면무호흡은 교감신경의 작용을 높여주며 심실박동의 빈도수를 증가시키고 뇌의 시냅스 기능에 악 영향을 준다. 수면무호흡 환자에게는 인두 붕괴의 원인이 되는 알코올 및 진정제를 삼갈 것을 권한다. 수면무호흡증을 완화하기 위한 방법 중 하나로, 아래 턱을 앞으로 당기어 입을 벌려 내리면 인두가 당기어져 기도를 확장시켜 준다. 수면무호흡 환자에게 양압기(continuous positive airway pressure)를 사용한 결과 52% 정도만 완화 효과가 있다고 한다.

Somers, V. K., White, D. P., Amin, R. 등이 연구한 〈Sleep apnea and cardiovascular disease〉에서 수면장애에 대한 제반 교육의 가이드 라인을 제안하였다.

1. 수면장애를 위해 수면의학을 프로그램화해야 하며,

2. 수면장애에 대한 진단 및 치료에 대한 시설 확충과 경제적 요건 마련이 필요하며,

3. 수면장애가 나타나는 비만 등과의 이해관계를 명확하게 밝혀 합병증과 관련이 있는 것을 알린다. 특히 수면무호흡증에 사용

되는 양압기의 효과를 설명한다.

4. 중추성 수면장애 환자는 쉽게 치료되지 않기 때문에 그에 대한 설명과 다양한 방법을 제시한다.

5. 수면무호흡증 치료를 위해 다양한 중재적 연구가 필요하다.


## 코골이

코골이는 뇌에는 도움이 되지만 심폐기능에는 악 영향을 끼친다는 연구가 있다.

코골이는 무의식 수면 중에 목젖 근육이 이완되어 숨길이 좁아지면서 들숨을 할 때 목젖이 떨리면서 나는 소리이다. 코골이는 주로 깊은 잠을 자면서 발생한다. 이때는 체성신경이 정지된 상태로 모든 근육이 이완된 상태가 된다. 특히 알코올을 섭취하거나 힘든 노동을 한 후 수면을 취하면 코골이가 나타나기 쉽다. 생체적으로 비만인 경우에 코골이 빈도수가 늘어난다. 코골이는 숨뇌나 횡격막이 깊은 호흡을 하게 하여 피곤한 뇌 세포에 산소를 많이 주입시키기 위한 자연 치유현상이다. 그렇다면 코골이를 하면 수면의 질이 낮아질까? 코골이를 하는 독자라면 스스로 답을 해보자.


## 코 막힘

비후성이나 사고로 인해 코가 막히면 숨길을 방해한다. 그러나 콧구멍이 바늘구멍만큼만 뚫려도 숨은 쉴 수 있다. 콧구멍 막힘 개선방법은 간단하다. 한쪽 코가 막히면 안 막힌 콧구멍을 손가락으로 막고 복압으로 숨을 들이쉬고 내쉬고를 수십 회 반복하면 콧바람에 숨길이 열린다. 특히 수면하기 전이나 잠잘 때 코가 막히는 경우 이 방법을 실시하면 자신도 모르게 코가 정상으로 뚫린다.

## 4. 장수와 체온

냉체온은 개선될까?

수면 시간에는 기초대사(Basal Metabolism)가 10% 저하되어 코어 체온이 내려간다. 예컨대 낮의 피부 온도가 36.5℃면 밤의 피부온도는 34.7~35.6℃로 내려간다(권수애).

수면 중에 코어 온도를 37℃ 이상으로 유지하면 세포노화를 지연시켜 준다. 알의 부화 온도는 36.1~37.7℃이다. 조류의 평균체온은 40.6~41.7℃이다.

우리는 말복 날 삼계탕을 먹는 관습이 있다. 이러한 전통은 닭의 체온이 사람보다 높아 '이열치열'의 동종효과의 의미를 담은 조상의 지혜이다.

덴마크 서던대학교 인구생물학자 리타다 실바는 거북이 장수하는 요인으로 껍질에 의한 체온 유지와 에너지 절약을 꼽았다(서울=뉴시스).

노스이스턴 일리노이 대학 베스레인케 진화생물학 교수는 거북의 수명 연구를 위해 동물원과 아쿠아리움에 사는 거북 52종의 노화 현상을 추적한 결과 몇몇 종은 노화가 거의 진행하지 않는 것을 밝혔다. 또한 그리스 거북과 검은 늪거북은 도리어 젊어지는데 현대 인간들 대비 80% 이상으로 노화 속도가 느렸다. 이는 거북의 껍질이 주는 체온 유지 효과라고 밝혔다.

체온은 면역력에 중요한 기능을 한다. 체온이 1℃ 내려가면 대사가 12% 감소되고 면역력은 30% 감소한다. 그러나 체온이 1℃ 올라가면 면역력이 500~600% 강화된다. 또한 수면 중에는 체온이 내려가는데 새벽 3시~5시 사이에 냉체온을 느낀다. 냉체온은 세포의 염증과 각종 질병을 유발하는 원인이 된다(이시형 박사).

체온과 나이

아시아 경제 〈과학을 읽다〉(2020)에서 사람의 생체전기(Bioelectricity)는 출생 후 성인이 될 때까지 5~6V(작은 배터리 1.5V 4개)의 전기를 생산하지만 노년기가 되면 2.5V(작은 배터리 1.5V 2개) 정도로 줄어든다고 한다. 그리고 새로운 세포가 생체전기를 생성하기 위해서는 기존보다 3배의 에너지가 더 필요하다고 한다.

이때 생체전기가 부족하면 암에 걸릴 확률이 높아진다고 하였다. 그동안 암 환자의 사례를 보면 90% 이상이 냉체온 상태를 보였다.

## 5. 수면과 소화

소화기능은 개선될까?

소화는 체온과 상관성이 매우 깊다. 음식을 먹을 때 찬 음식이 들어가면 위나 장은 음식을 데우기 위해서 전신의 체온을 내장으로 보낸다. 또한 더운 음식을 먹으면 땀으로 체온을 조절한다.

수면 중에 복부 체온이 정상(37℃) 이상으로 유지되면 소화기능이 개선된다.

수면복대를 사용한 사례를 보면 소화기능이 활성화되어 방귀 냄새를 줄여주고 대변을 잘 보았다고 한다. 이는 장내 미생물 유익균이 활동을 잘 해주는 것으로 이해한다. 옛말에 "등 따시고 잠 잘 자면 최고!"라고 하였다.


## 6. 수면과 생리

미토콘드리아

미토콘드리아란 인체의 에너지를 발전시키는 발전소다.

미토콘드리아의 어원은 그리스어로 '실'을 뜻하는 μίτος(mitos)와 '작은 알갱이'를 뜻하는 χονδρίον(chondrion)의 합성어이다. 겉모양이 낱알을 닮고 내부 구조가 마치 끈을 말아 놓은 것 같다고 하여 붙여진 이름이다.

미토콘드리아는 진핵생물의 세포 안에 있는 원핵생물로 세포호흡을 담당하는 세포소기관이다. 미토콘드리아는 세포에서 에너지를 만들어 생명을 유지시키는 기능을 하지만, 그 과정에서 유해 활성산소(산소라디칼, ROS)를 발생시킴으로써 세포에 악영향을 끼친다. 유해 활성산소는 DNA나 각종 단백질을 손상시키고 세포손실을 일으켜 각종 질환을 일으키는 원인이 된다. 이외에도 세포내 칼슘, 신호조절, 호르몬 합성 조절 및 세포의 염증 반응조절 등을 통해 세포의 생(生)과 사(死)를 조절한다(나무위키). 미토콘드리아 기능이상과 암을 연구한 한유선 등(2019)은 미토콘드리아의 기능 이상은 발암 물질을 유도한다고 보고하였다.


뇌 파동

파동은 호수에 바람이 일면 물결이 이는 것과 같다. 호수에 바람이 세게 불면 물결이 세게 일고, 바람이 없으면 물결이 잔잔하다. 뇌 파동이 세게 일어나면 수면을 취할 수가 없다. 그래서 수면하는 동안에는 뇌 파동을 잔잔하게 해야한다. 그래서 뇌의 파동으로 깊은 잠과 얕은 잠을 분석한다. 뇌파는 초당 알파파 8~12Hz(명상파장), 베타파 12~30Hz(이완 긴장 일하는 파장), 감마파 38~45Hz(능동적 복합적인 일을 수행하는 파장), 세타파 4~8Hz(꿈 수면 파동), 델타파 0.5~4Hz(깊은 수면과 성장호르몬 분출 파장)로 분류한다. 세타파, 델타파는 서파라 한다. 서파는 호수의 물이 잔잔한 상태로 깊은 잠과 꿈 잠을 이룬다.

### 자율신경

자율신경은 말초신경이다. 자율신경계는 두 갈래로 나뉘는데, 하나는 교감신경이고 또 하나는 부교감신경이다. 교감신경은 심장박동을 촉진하고 혈압을 상승시킨다. 반면에 소화액 침 분비는 억제하고 안구는 확대시킨다. 부교감신경은 심장박동은 억제하고 혈압을 완화시킨다. 반면에 소화운동을 촉진하고 안구를 축소시킨다. 자율신경 밸런스는 낮에는 교감신경 60%, 부교감신경 40% 작용을 기준하며, 밤에는 교감신경 40% 부교감신경 60%로 낮과 대비되는 작용을 한다. 그래서 수면 중에는 소화가 잘되고 아침에 배변을 본다.

### 수면 호르몬

수면을 돕는 호르몬은 멜라토닌(Melatonin)과 세로토닌(Serotonin)이다. 호르몬 기능은 뇌시상하부 시교차상핵(Suprachiasmatic nucleus ; SCN)에서 조절한다. 멜라토닌은 뇌의 송과체에서 생성되며 빛에 민감하여 빛이 없는 환경에서 잘 분비된다. 그리고 저녁 9시부터 깊은 밤에 분비되어 아침 7시반 경에 분비를 멈춘다. 그래서 멜라토닌은 수면 호르몬으로 불린다. 세로토닌은 행복 호르몬이라고 한다. 세레토닌 호르몬은 소장에서 생성되어 뇌로 전달되어 멜라토닌을 돕는 기능을 한다.

### 눈물 기능

눈물은 수분 90%, 염분 7%, 단백질 2%, 점액소 1%다. 눈물은 자연눈물, 자극눈물, 감정눈물로 나뉜다.

눈물은 눈의 각막과 결막을 씻어냄과 동시에 각막 상피에 포도당과 산소를 공급한다. 또한 이산화탄소 등 그 밖의 노폐물을 받아내고, 용균성인 라이소솜(Lysosome)이 포함되어 있어 감염방지 작용을 한다. 눈물은 하루에 1~1.2ml 정도 분비되고 수면 시에는 분비되지 않는다. 눈물은 3중으로 신경의 지배를 받지만, 세부적 근거는 지금까지 불분명하다(두산대백과사전).

### 침 기능

침은 무색, 무취, 무미이나 당 단백질(뮤신)을 함유하여 점성이 나타난다. 침은 백혈구가 변화한 원형소체인 표피세포나 타액소체를 함유함으로 약간 혼탁하다. 침은 하루에 1리터 정도 분비되며 pH는 6~8 수치 전후다. 효소는 뮤신, 요소, 아미노산, 나트륨, 칼륨, 칼슘 등의 무기염 아말리아제, 옥시디아제 등이 있다. 또한 염화나트륨은 아밀라제를 활성화시킨다(두산백과사전).

### 갑상선 기능

갑상선 호르몬 무게는 30~60g 정도이다. 갑상선 호르몬은 세포내의 이화(체내의 복잡한 화학 물을 간단한 물질로 분해)작용을 촉진하고 열에너지를 생산한다. 갑상선 기능저하의 경우 추위를 많이 타고, 에너지 대사가 느려져서 쉽게 피로를 느낀다. 또한 학생들은 집중력 저하로 학습력이 떨어져 성적에 영향을 끼친다. 어르신들은 치매의 원인이 된다(최원석). 갑상선 과다분비는 안구돌출증, 갑상선 증대, 심혈계통 항진으로 뇌기능 이상을 일으켜 흥분, 쇠약, 불안, 불면 증세를 유발한다(두산백과사전).

갑상선 암은 발병률 1위를 차지하고 있는데, 갑상선 질병은 남성보다 여성이 5배 많이 발병하는 것으로 알려졌다.

남성보다 여성이 갑상선 질병이 많은 것은 신체적 구조에서 기인한다. 남성의 갑상선을 감싸고 있는 갑상연골을 '아담애플'이라고 부른다. 앞서 이야기한 거북이 등껍질이 체온을 보존하는 것처럼, 남성의 아담애플도 갑상선의 체온을 보존하는 것으로 추측할 수 있다.


## 7. 꿈의 과학

꿈에 대한 연구 초기에 Freud(1913)와 Jung(1974)이 꿈의 해석에 관한 연구로 개성과 정신병리가 어떻게 작용하는지에 대해 질적 측면을 다루었다. 꿈은 그 회상 빈도와 간접 체험의 개방성에 이어 창조성이 나타난다고 하였다. 꿈에 대한 개인차는 그 정도에 따라 안정성을 보여주나 수면 장애도 관련이 있다고 보고하였다. 만성 불면증과 고통을 받는 사람들은 건강한 사람에 비해 더 많은 부정적인 감정을 나타내는 꿈을 꾸는 경향이 있다고 보고하였다. 또한 꿈에서 정서적 경험은 낮 행동에 영향을 미친다고 보고하였다.

### 꿈(렘수면) 기능

꿈을 과학적으로 밝힌 것은 70여 년 전이다.

1953년 시카고대학의 생리학 교수 클라이트만과 그의 제자 아세린스키가 어린 아이가 잠자는 동안 안구가 돌아가는 것을 발견하였다, 이를 렘(rapid eye movement；REM)수면이라 한다. 렘수면은 수면시간 대비 25% 정도라 한다.

꿈은 시신경과 깊은 상관성이 있다. Rebecca Robin은 수면부족 상태에서 꿈의 기억은 감소된다는 것을 밝혔다. Aurora D. 등은 무호흡을 개선하는 양압기를 사용할 때에 꿈 기억률이 감소하는 것을 밝혀냈다. 최용석 등은 수면 중에 반복 꿈을 꾸는 집단 228명을 대상으로 조사한 결과 비반복적인 꿈을 꾸는 집단보다, 반복적인 꿈을 꾸는 집단이 우울증 불안 스트레스가 높게 나타나는 것으로 확인하였다. Pilleriin Sikka 등은 꿈을 꾸는 동안 뇌의 영역에서 우뇌의 활동 감소가 분노의 감정을 야기하는 것을 발견하였다.

김주상 등(2007)은 수면 중 렘수면 시에 뇌의 산소량이 논렘수면보다 많이 소비된다고 하였다.

Philip R. Gehrman(2019)은 렘수면이 정서적 기억을 처리하고 통합하는 데 중요한 기능을 한다고 하였다. 렘수면이 불안한 상태에선 수면의 질이 저하되며 심리적 장애를 겪게 된다고 보고하였다.

신두수(2018)는 기면증과 렘수면의 상관관계를 연구하며 렘수면 박탈은 건강을 해치는 중요한 요인이라고 하였다. 렘수면 상실은 인식할 수 없는 공중보건 위험으로 삶의 활력을 저하시키고 우울증 및 의식을 침식하는 데 기여한다고 보고하였다.

김주상 등(2007)은 미토콘트리아 근병증 사례에서 수의적 호흡에 의해 저산소혈증 수치가 올라가 렘수면 시에 저산소증이 완화되었고, 무기력한 몸 상태가 호전되었다고 보고하였다.

렘수면 상태에서는 모노아민이 작용하는데, 이 기능이 멈추면 체온 조절이 정지되어 냉 체온을 유발한다. 그런가 하면 음경의 발기도 렘수면 시에 일어난다. 즉 꿈 잠은 본능에너지(리비도)가 생성되는 수면 리듬이다(헤더 다월-스미스, 《수면의 과학》. p122).

논 렘수면 기능

논 렘수면은 꿈을 꾸지 않는 깊은 잠을 자는 시기이다. 깊은 잠은 입면부터 시작한다. 깊은 잠은 체성신경을 쉬게 하여 근육으로 사용되는 에너지를 차단한다. 깊은 잠은 세포를 수리하고 뇌를 청소한다. 그래서 단잠은 몸이 개운하다. 뇌 청소는 수면 십일조습관을 참조하라.

만약 꿈 없는 논 렘수면(깊은 잠)을 아침까지 취한다면 제대로 기상하지 못할 뿐 아니라 실족으로 신체를 다치는 일이 다반사일 것이다.


## 8. 수면과 학습

적합한 수면시간은 6.5~8.5시간(평균 7~8시간)이다. 신생아는 16~18시간, 3~18세는 9~10시간, 성년기는 6~8시간이다.

뇌는 수면을 통해 기억의 창고를 비워둔다. 고로 학생들이 습관적으로 수면을 줄이고 공부하면 기억력 저하를 야기한다.

그러므로 초등학교부터 고등학교까지 수면을 무시한 과잉학습을 재검토해야 한다. 수면부족은 생물학적 리듬을 깨뜨림으로서 장기적으로 건강을 해칠 수 있다. 그리고 수면리듬이 일정하지 않으면 생체시계도 고장날 수밖에 없다.


## 9. 수면 환경

햇빛과 수면

낮에 노출되는 빛은 수면의 질에도 영향을 미쳐 아침 햇빛에 노출된 사람들이 숙면을 할 수 있다고 하였다(Gottlieb 등, 2019). 불면증 환자에게 빛 치료는 생물학적 타이밍에서 밝은 흰색 빛과 푸른빛이 수면에 도움을 줄 수 있다(Inoue & Kabaya, 1989).

햇빛은 생명의 에너지다. 그렇다면 햇빛은 수면에 도움이 될까? 수면에 햇빛이 도움이 되는 것은 의학적 지식 이전에 상식이다. 필자도 어린 시절 겨울 준비를 위해 장작을 도끼로 팬 적이 있다. 양지쪽 나무는 배배꼬이고 튼튼하여 장작을 패기가 힘들다. 그러나 음지의 나무는 꼬임이 없어 도끼가 잘 들어가 장작 패기가 쉽다. 수면도 매한가지로 햇빛을 많이 쬐인 세포와 햇빛을 적게 쬐인 세포는 차이가 나타난다. 그래서 집도 남향과 동남향을 선호한다. 도시생활 환경에서는 햇볕을 쬐는 시간이 부족하다. 그렇기 때문에 도시인들이 대개 수면 문제를 가지고 있다.

침실 환경

수면 환경에서 침실의 온도, 습도, 공기가 일차적으로 중요하다. 2차는 오감의 촉각, 후각, 청각, 시각, 미각이 중요하다. 그리고 침대나 이불의 종류가 중요하다.

겨울철 온돌방에서의 수면은 온열감, 습윤감, 중량감이 영향을 미친다고 하였으며, 이불 안 온도는 30.2~34.02℃ 범위이며, 습도는 40~73% 범위로 나타났다. 또한 쾌적감을 느끼는 이불속 온도는 30.2~33.6℃, 이불속 습도는 42~67%, 평균 피부 온도는 34.7~35.6℃이다(권수애·이순원, 1993).

오늘날 주거환경은 콘크리트를 뼈대로 하고 내부는 화학적 재질의 인테리어로 구성되어 집 자체가 숨을 쉬기 어렵다. 또한 환경 호르몬은 수면의 질에 악영향을 끼친다. 게다가 수면 도구의 디자인과 기능 역시 수면에 영향을 준다.

### 수면과 피부

피부는 수면 시에 1차적으로 반응한다. 침실의 온도와 습도가 피부에 스트레스를 주면 잠을 이룰 수가 없다. 피부에는 모세혈관이 많이 분포하여 산소를 많이 필요로 한다. 피부는 약 6%의 호흡을 통해 피부와 혈관에 산소 공급을 한다.

## 10. 수면을 돕는 요법

### 동종요법

동종요법(同種療法)은 셀프케어의 일환으로 히포크라테스의 자연치유, 그리고 우리 민간요법의 '이열치열'과 비슷한 원리이다. 예컨대 동상에 걸리면 얼음물에 담그는 것과 전날 술은 해장술로 푼다는 것과도 일맥 상통한다. 유럽은 동종요법에 의료수가에 적용되어 의사들 대부분이 동종요법 교육을 받는다. 인도에서는 마하트마 간디가 동종요법을 지원하였고, 1950년대에는 테레사 수녀가 환자들에게 동종요법 치료를 권하였다. 인도에서는 120개 대학에서 4~5년제로 동종요법 의사를 10만 명 이상 배출한다.

동종요법은 동종의 성분이 병을 고치게 하는 자연치유에 가깝다. 예컨대 암 환자는 항암제를 투여하여 세포를 괴사시킨다. 고로 습관에서 오는 병은 습관을 개선해야 하고, 수면무호흡은 호흡방법 개선으로 풀어야 한다. 냉체온 문제가 있으면 체온으로 풀어야 한다. 걸음으로 아픔이 있으면 걸음으로, 뼈가 아프면 뼈로 아픔을 완화해야 한다. 고로 습관에서 오는 병은 습관을 개선해야 함은 '이열치열'의 이치이다. 수면의류는 동종요법의 일환이다.


정골의학

정골 요법(Osteopathy)은 근육조직과 뼈 기능을 돕는 대체의학으로 분류한다. 정골 의학은 미국인 의사 앤드류 테일러 스틸(Andrew Taylor Still, 1828~1917)이 창시하였다.

정골 의학의 동기는 그의 자녀 3명이 뇌막과 폐렴으로 사망하는 것이 계기가 되었다. 당시 참담한 의료현실을 보고 'osteopathy' 의학체계를 세웠다. 그는 모든 병적상태의 원인은 '뼈'부터라는 신념하에 내부 체액이 잘 흐르는 생명체는 스스로 치유되는 능력을 가지고 있다고 하였고, 뼈와 관절의 구조적 불균형을 잡아주면 자가 치유 능력이 생긴다고 하였다.

정골요법은 대체의학으로 분류하며, 미국에서는 정골 의사로 불린다. 정골요법을 수면 전에 행하는 것이 건강의 척도이다. 수면 루틴 3조를 참조하라.

### 두개천골요법

John Upledger은 두개천골요법의 창시자로 자연치유의 시금석이라 하였다. Nurs Stand(2001)는 두개천골 치료에서 호흡을 통해 두개골 및 천골의 미세한 움직임에 의해 뇌의 기능을 향상시킨다. 그는 연구 사례에서 분만손상을 입은 어린이의 뇌질환인 난독증이 완화되었다고 보고하였다. 두개천골요법 핵심은 몸의 통일성과 자연치유 되는 힘의 고유활동이라 하였다. 고유활동은 두개골의 골간막 자극과 파동에 의한 뇌척수액 및 뇌의 기능 향상을 말한다. 두개골은 규칙적으로 움직이며 두개천골을 팽창시키고 수축시킨다. 두개골 움직임을 1차 호흡이라 하였고, 폐와 횡격막 호흡을 2차 호흡이라 부른다.

그는 1차 호흡의 메커니즘을 5단계로 분류하였다.

1단계는 두개골을 구성하는 26개의 봉합 점에서 일어나는 운동.

2단계는 두뇌 반구의 수축과 팽창 운동.

3단계는 뇌와 척수를 감싼 경막의 운동.

4단계는 뇌척수 액의 유동적인 파동.

5단계는 천골 미골이 미세한 운동을 호흡이라 하였다.

특히 뇌를 받쳐주는 접형골(나비뼈) 자극은 얼굴 형태를 잡아주며,

불균형한 얼굴을 균형 있게 교정하는 데 도움이 된다. 접형골 자극은 신경 전달 물질인 각종 호르몬의 생성 과정에 관여한다(김재희).

흉골요법

가슴뼈는 심장과 폐를 보호하며 흉강을 보호한다. 뼈의 골수는 적혈구, 백혈구, 혈소판 등 혈액세포와 면역성분을 생성한다. 특히 머리나 골반 등의 넓은 면을 가진 뼈에서 골수가 많이 생성된다. 흉골요법은 수면루틴 3조를 참조하라.

뼈 자극이 주는 효과는 이온(ion)작용에 의해 생성되는 에너지라 여긴다.

이온은 신경세포의 자극을 통하여 발생하는 양이온 및 음이온의 전하(電荷)를 가진 원자 또는 원자단이다. 이온은 그리스어로 ionai로 '간다'는 뜻을 따온 것으로, 음이온과 양이온으로 나눈다. 이온 중에 양극으로 향하는 것을 음이온이라 하고, 음극으로 향하는 것을 양이온이라 한다. 이온은 전기나 전자의 자극에 의해 발생되며 중성인 원자 또는 분자가 이온화되는 것을 전리(電離)라 한다. 또한 기체분자에도 전자를 얻거나 잃는 경우도 이온이라 한다. 이온의 원소기호가 양이온이면 +, 음이온이면 -를 이온의 값만큼 붙인다. 이온$^{(Na^+)}$은 뼈를 감싼 골막 안에서 골막 밖으로 나오고, 이온$^{(K^+)}$은 골막 밖에서 골막 안으로 침투한다(소재무 외 역,《인간 동작의 생체·신경역학적 이해》).

데이비드 줄리어스 교수는 압력에 반응하는 이온채널을 발견하여

2021년 노벨의학상을 받았다. 연구에서 유전자가 이온채널을 암호화하여 고통으로 인식되는 온도에서 활성화된다고 하였다. 이를 열감수용체라고 설명했다.


## 11. 수면방해 요소

수면장애는 자주 깨고, 수면 주기가 심하게 변동하는 것을 불면증(Insomnia)이라 한다(김수옥, 2000). 수면장애는 피부장벽 상처치유 회복을 지연시키며 면역반응을 악화시킨다 하였다(Tracey 등, 2018). 중년 여성의 수면장애는 폐경 후 호르몬 요법을 복용하지 않은 여성들에게 수면장애 패턴이 유해한 변화에 관련이 있다고 보고 하였다(Owens 등, 1998). 65세 이상 여성 노인의 수면 장애 요인으로 밤에 잦은 소변, 스트레스, 가려움, 불안, 집안의 소음, 침실 조명이나 온도 순으로 보고되었다(한미진, 2003).

스트레스는 세포의 짜증현상이다. 고로 세포를 즐겁게 하면 스트레스는 줄어든다.


스트레스

수면을 방해하는 스트레스는 의식과 정신에 고통을 유발한다. 스트레스는 걱정과 근심에서 오는 정신적 억압이다. 정신적 억압은 뇌가 자극하면서 에너지를 소비하게 된다.

　스트레스는 자율신경의 교감신경 부교감신경을 교란시켜 심박동이 빨라지게 해서(70~120 bpm) 수면을 방해한다. 사람은 살아가면서 간혹 극한 상황에 처하게 된다. 전쟁터에서의 전우의 죽음, 갑작스러운 가족이나 친구의 죽음을 목격하게 되면 장기적 트라우마에 시달리게 되는데, 이러한 트라우마는 정상적인 수면을 방해한다. 갑자기 큰일을 당하게 되면 실신을 하는 경우도 있다. 이는 뇌가 의식하고 있는 기억이 스트레스를 받아 나타나는 의식마비현상이다. 수면하는 동안 뇌가 휴식을 하며 에너지를 저장하는데, 스트레스로 인해 뇌 에너지를 소비하게 되면 수면을 취하기가 힘들다.

　스트레스는 개선될까?

　수면 스트레스 완화에는 호흡과 체온 그리고 잠자리 도구도 중요하다. 잠자리가 안정적이고 편안하면 스트레스는 자연히 줄어든다. 다음으로 뇌 과학적 생각가둠도 스트레스를 개선시키고 수면을 돕는다. 스트레스는 겪어보아야 알 수 있다. 스트레스를 안 받아 본 삶은 스트레스가 무엇인지도 모른다. 지나간 것은 지나간 대로 의미를 부여하고 걱정에서 자유로와져야 한다. 결국 정신적 스트레스는 수면의 질이 향상될 때 해소된다.

　정신적 스트레스 개선은 수면루틴 7조 생각가둠을 참고하라.

## 12. 수면다원검사

수면다원검사(Polysomnogaphy)는 뇌파(EEG), 심전도(EKG), 근전도(EMG), 안구전도검사(EOG), 논 렘수면, 렘수면 심장활동, 혈중산소, 복부 늑간근 전도, 하지불안, 수면자세, 무호흡, 코골이 진단을 한다.

서울대학병원 정신건강의학과, 이비인후과팀은 코골이 및 수면무호흡(snoring, sleep apnea)이 부정맥, 고혈압, 허혈성 심장질환, 좌심실부전, 폐질환 등을 유발할 수 있다고 하였다. 코골이와 수면무호흡의 원인은 비강, 인후두, 상기도 공간이 좁아지는 이상 증상에 있다.

수면 다원검사에서 코골이 진단이 나오면, 옆으로 누워 잠을 자거나, 체중 감량, 금주, 금연, 약물치료, 구강 장치 및 양압기를 사용하여 치료를 도모한다. 체중조절과 금주 및 금연을 통해 코골이를 예방할 수 있다. 수면다원검사를 한 후 수면루틴을 권한다.


## 13. 수면부족 부작용

배경

Moul 등(2002)은 충분한 수면은 건강과 위안을 증가시키고, 수면부족은 피로, 졸음, 기억력과 집중력의 감소 등에 영향을 끼친다고 하였다.

채정훈[2004]은 수면장애에 여러 합병증이 관찰되므로 의학적 치료의 대상이라고 하였다. 최재원 등[2016]은 수면의 질이 떨어지면 수면구조가 변하고 수면 중 각성 횟수 증가로 만성피로를 겪게 된다고 하였다. 조남희와 성춘희[2016]는 노화에 따른 호르몬 변화에 의해 생리적·심리적 요인이 노출되어 수면장애가 나타난다고 하였다.

### 수면장애 질병

Said 등[2017]은 수면 박탈이 림프구의 T세포를 감소시키며, 호흡기 감염에 더 취약하다고 보고하였다. Ferini-Strambi 등[2019]은 수면장애를 겪는 환자는 편두통 및 두통 빈도가 높다고 보고하였다. Aziz 등[2017]은 피츠버그 수면의 질 평가에서 수면장애는 고혈압, 당뇨병, 뇌졸중 등 심혈관 질환 및 내피기능장애를 잠재적으로 유발할 수 있다고 하였다. 백경희 등[2015]은 코어(Core) 호흡이 혈액투석 환자의 피로, 우울 및 수면장애를 완화시켰다고 보고하였다.

## 14. 수면 자세

### 수면 전 식사

저녁은 수면에 들기 2시간 전에 먹는다. 이는 위의 음식물이 소장으로 이동되어 수면 중에 위와 식도를 보호해주기 때문이다. 수면할 때 똑바로 잘 수 없다면 오른쪽으로 잘 것을 권장한다. 췌장은 왼쪽의 위장 밑에 프라이팬처럼 누운 채 위치해 있다. 그러니 가능하면 음식물 소화가 다 된 상태에서 잠자리에 들 것을 권한다.


수면 자세

똑바로 누워 수면을 취하는 자세는 엉덩이, 척추, 어깨에 동일한 압력을 가하여 흉강과 복강을 확장시켜 준다. 똑바로 누운 수면자세는 오장의 공간을 확장시켜 폐 기능을 보조한다. 하지만 수면 중에 다양한 자세를 취하는 것은 수면문제를 발생하지 않는다.


수면 입 벌림

수면 중 입 벌림 현상은 3가지로 볼 수 있다. 첫째는 입을 벌리고 숨을 쉬는 습관이고, 둘째는 알코올 섭취 후 입이 벌어지는 현상이다. 셋째는 얼굴과 턱 근육의 이완되어 입이 벌어지는 현상이다.

얼굴에는 뇌에서 나오는 삼차신경과 얼굴신경이 관장한다. 입 벌림 수면은 폐 기능을 악화시키는 원인이 된다. 폐암 환자 10명 중 7명이 입을 벌리고 수면을 취하는 것으로 나타났다. 입 벌림 방지에는 여러 가지 좋은 방법들이 있다. 예를 들어 마스크, 테이프를 사용하는 방법과 보조기를 사용하는 방법이 있다. 습관적 방법인 턱 보호대도 일석이조(입 벌림 방지 및 온열효과)의 도움이 된다.

## 15. 수면 도구

베개

베개는 뒤통수의 소뇌에 안정감과 체온을 보호해주는 기능을 한다. 소뇌는 수면 할 때 체온과 호흡을 관장하기 때문이다. 목과 경추는 추위에 민감하다. 그래서 동물들의 목털은 사계절 체온을 보호한다.

베개는 왜 사용하는가? 베개는 소뇌 기능을 보호해주고 누운 자세를 잡아주는 수면도구이다. 베게의 높이는 3cm 정도가 좋다고 한다. 그러나 사람마다 뒤통수 돌출이 달라 자신에게 맞는 것을 선택하는 것이 현명하다. 왜냐하면 사람마다 잠버릇이 달라서다. 똑바로 자는가 하면 옆으로도 자고, 굴러가면서 잔다. 그러므로 베개가 따라 다니면서 머리를 받쳐주지는 못한다. 자신에게 맞는 높이를 설정하고 가능하면 면적이 넓은 것을 선택하여 옆으로 잘 때는 겹쳐서 머리와 높이를 맞출 수 있는 다기능 베개가 좋다.

패드(요)

패드는 우리말로 요라고 한다. 요는 잠잘 때나 앉을 때 몸 하중을 흡수하여 몸을 안전하게 하는 필수품이다. 우리나라 전통 요는 옥양목에 목화솜을, 비단에 명주솜으로 만들었다. 근래는 솜(폴리)을 넣어 만든 일반적 제품과 라텍스 및 폴리 등 합성섬유로 만들거나, 합성재질에 물을 넣은 기능성 패드 등이 있다.

중요한 것은 수면 중에는 피부도 호흡을 한다는 것이다. 그러니 패드도 피부와 마찬가지로 숨을 쉬는 자체복사발열 자연섬유가 좋다.

## 이불

문명이 발달하면서 다양한 이불이 개발되고 있다. 과거에는 이불 무게와 수면의 질에 영향을 미친다고 생각했으나, 현재는 온열기능에 더 집중하는 편이다.

이불 원단은 면 혼방 폴리섬유를 사용한다. 솜은 면솜, 폴리솜, 구스(거위털)를 사용한다. 수면 중에는 피부도 6% 이상 호흡을 한다. 그러니 이불도 호흡을 돕는 자체복사발열 자연섬유가 바람직하다. 자연섬유의 단점은 구김이 많이 간다는 것인데, 이러한 이불의 구김 현상은 엠보싱에 의해 보온기능을 한다.

## 잠옷과 속옷

수면용 속옷은 당연히 자연섬유여야 한다. 자연섬유의 장점은 피부호흡을 돕는다. 그리고 몸이 편하게 디자인되어야 한다. 속옷(친옷)은 피부와 동질성을 가진 황토부착섬유를 권한다. 피부호흡을 돕고 피부가 만족하기 때문이다.

특히 속옷은 일반 옷과 달리 섬유외면을 내면으로 제조하여 외면이 피부에 접촉되도록 제조한다. 이는 섬유조직 상 외면이 피부에 안정성과 편안함을 제공한다.

전기요에 관한 논문

정연옥은 20대 젊은 청년을 대상으로 전기요 임상을 하였다. 임상 방법은 전기요를 누비요 밑에 넣고 이불을 덮고 자게 하였다. 대조군은 전기요 스위치를 OF 상태로 수면을 취하였고, 실험군은 전기스위치를 ON 상태로 수면을 취하였다. 수면은 10시 정도 취하게 하고 12시경 소변을 채취하고 새벽 3시경 소변을 채취하여 멜라토닌 검사를 하였다. 결과를 보면 일반침구보다 전기 침구를 사용할 때 맥박이 더 높게 뛰고, 전자파는 90~100mG를 나타내었다. 그리고 수분 증발량도 일반침구 사용 시보다 전기침구 사용 시에 높게 나타났다. 특히 멜라토닌 수치는 일반침구보다 전기침구 사용 시 3분의 1이 적게 검출되었다. 본 연구를 통해 전기요는 수면을 방해하는 병리적 원인일 수 있다고 하였으며, 전기요 사용 시 온도를 미리 조정하고 수면 전에 스위치를 끄고 수면을 취하는 등의 주의가 필요하다고 보고하였다.

# 두 번째 기능 -
# 수면루틴 11조 습관

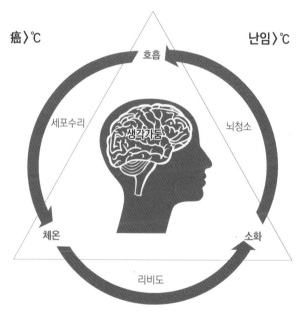

그림 2-1. 수면 건강의 유기적 순환을 보여주는 도식

삼각형 도식은 호흡과 체온 및 소화, 생각가둠이다. 암과 난임은 체온과 깊은 상관성이 있는 것으로 조사되었다.

75

## 수면 4박자 리듬 : 호흡, 체온, 소화, 생각가둠

수면루틴11조는 다음과 같다.

1조 생체시계

2조 척추호흡

3조 뼈 자극

4조 안구운동

5조 '우', '이'모션

6조 뇌 청소

7조 생각가둠

8조 허밍

9조 내 몸 칭찬 및 기도

10조 기지개

11조 기능성 수면의류

## 제1조 생체시계

수면 패턴은 올빼미 형과 종달새 형이 있다. 올빼미 형은 늦게 자고 늦게 일어나는 형이고, 종달새 형은 일찍 자고 늦게 일어나는 형이다.

나이에 따라 수면을 취하는 시간이 다르다. 생체시계로 가급적 시간을 정해서 수면을 취하는 것이 바람직하다. 예를 들면 저녁 10시에 자고 아침 6시에 일어나는 습관을 들이는 것이 바로 생체시계이다. 그러나 직업이나 생활 형편상 수면 시간이 불규칙적이면 생체리듬 부조화로 인해 피곤함을 느끼게 된다.

수면은 부채와 보상을 요구한다. 전날 잠을 못 자면 다음날 잠을 자서 수면부채를 보상한다. 이는 생체리듬이 요구하는 수면 메커니즘이다.

그러나 질병과 정신적 문제로 수면을 못 취하는 경우도 있다. 이런 경우 의사의 진단이 필요하고 수면다원검사를 권한다.

성인의 적합한 수면시간은 6.5~8.5시간(평균 7~8시간)이다. 신생아는 16~18시간을 자야 한다. 3~18세의 유아, 청소년기에는 하루 9~10시간을 자야 한다.

생체시계 메커니즘은 다음과 같다. 밤12~2시에는 깊은 잠을 잔다. 2~4시경에는 꿈을 꾼다. 4~7시경은 혈압이 저하되고 멜라토닌 생성이 정지되며 체온도 내려간다. 아침 7~10시까지는 각성이 최고도에 달한다. 10~14시경에는 일하기 좋은 최고의 컨디션을 유지한다. 14~16시경에는 피곤함을 느낀다. 저녁 16~18시경에는 심혈활동이 활발하고 근력이 활성화된다. 18~21시경에는 혈압이 올라가고 체온이 상승한다. 21~24시에는 멜라토닌이 생성된다.

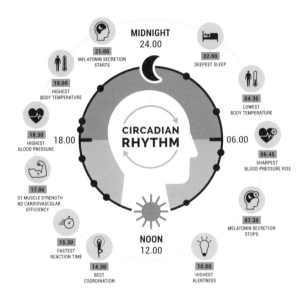

그림 2-2. 생체시계 일주기 리듬표

일생의 시간(75세 기준)

　일생 동안 살아가면서 사용하는 시간과 연수를 계산하였더니 다음과 같았다.

　75세를 기준으로 신체가 쉬는 수면시간은 20~25년이며 일하는 시간도 20~25년이다. 노는 시간은 운동을 포함하여 7년, 밥 먹는 시간 6년, 기다리는 시간 5년, 전화하는 시간 0.5년(현재 5년=80세기준), 잡담하는 시간 4.5년, 화장과 멋 내는 시간 5년, 기타 1.5년이다. 걱정하는 시간은 10년, 화내는 시간은 4년, 웃는 시간은 80일이다. 그리고 매우 행복한 시간은 50시간이라고 한다(차의과대학원장 최중언 교수). 그러

표 2-1. 75년 동안 살아가면서 사용하는 시간과 연수

| 구분 | 시간 | 구분 | 시간 |
|---|---|---|---|
| 수면시간 | 20~25년 | 걱정하는 시간 | 10년 |
| 일하는 시간 | 20~25년 | 화내는 시간 | 4년 |
| 노는 시간은 운동을 포함 | 7년 | 웃는 시간 | 80일 |
| 밥 먹는 시간 | 6년 | 화장과 멋 내는 시간 | 5년 |
| 기다리는 시간 | 5년 | 기타 | 57일 |
| 전화하는 시간 | 0.5년 | 매우 행복한 시간 | 50시간 |
| 잡담하는 시간 | 4.5년 | 수면의류 사용 행복시간 | 57일 |

나 수면루틴이 주는 행복 시간은 매일 수면 전, 수면 후 행복을 느끼는 시간은 3분 곱하기 75년은 82,125분이다. 시간으로는 1,368시간이며 날수는 57일이나 된다.

스스로의 수면시간 약속은 자신의 VIP 신용카드다.

## 제2조 척추호흡

호흡은 제1의 생명이다.

### 척추호흡 4박자 리듬 : 척추, 횡격막, 폐, 코

수면 4박자 리듬은 다음과 같다.


들숨 : ① 그림의 2-1처럼 들숨
을 척추를 밀면서 폐와 복부로 흡
입한다. ② 횡격막을 등 뒤로 밀
어낸다. ③ 등 뒤에 위치한 뾰족한
폐 부위를 확장한다. 들숨은 척추
와 복부가 두꺼비처럼 불뚝 나온
상태가 된다. ④ 발목을 배 쪽으로
끌어 올린다. 손은 주먹을 쥔다.

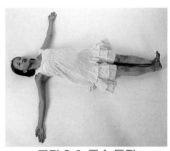

그림 2-1. 들숨 동작

날숨 : ① 그림의
2-2처럼 날숨은 입이
나 코로 내쉰다. ② 폐
의 공기를 횡격막을 올
리며 내쉰다. ③ 복부와

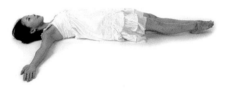

그림 2-2. 날숨 동작

척추를 압축시키며 항문을 조이듯 하여 개미허리 상태를 취한다. ④
발과 손가락을 일자로 펴면서 스트레칭을 한다.


효과 : 폐를 100% 활용한다. 체온이 올라간다. 잠이 잘 온다. 숨이
길어진다. 뇌 기능을 돕는다. 척추를 건강하게 한다. 관절 균형과 키
를 유지한다. 오장육부 운동이 된다. 피부미용을 돕는다.

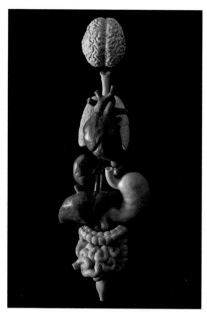

그림 2-3. 인체의 장기

수면장애 완화에 관한(백경희 등, 2015)논문에서 바이오피드백의 코어(Core) 호흡이 혈액투석 환자의 피로, 우울 및 수면장애를 완화시켰다고 보고하였다.

Nurs Stand(2001)는 두개천골 치료 시 호흡을 통해 두개골 및 천골의 세미한 움직임을 제공하여 뇌의 기능을 향상시킬 수 있음을 보고하였다. 연구 사례를 통해 분만손상을 입은 어린이 뇌질환인 난독증을 완화시켰다고 보고하였다.

## 제3조 뼈 자극

**정골 4박자 리듬 : 측두골, 접형골, 광대뼈, 귀밑 돌출뼈**

정골 4박자 리듬은 다음과 같다. 먼저 주먹을 쥔다. 주먹을 쥔 상태에서 노출되는 손등의 두 번째 손마디로 두개골에 힘을 가하여 자극한다.

잠자리에서 잠들기 전과 기상 전에 누워서 실시한다. ① [그림 2-4]의 눈과 귀 사이를 주먹으로 자극한다. ② [그림 2-4]의 귀부터 위로 3cm 정도 위치를 주먹으로 자극한다. ③ [그림 2-4]의 얼굴 광대뼈를 주먹으로 압력을 가한다. ④ [그림 2-4]의 귀 뒤의 후두골에

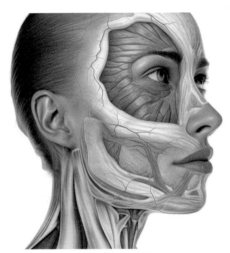

그림 2-4. 얼굴

튀어나온 돌출 뼈를 뇌쪽으로 압력을 가한다.

효과 : [그림 2-5]의 접형골<sup>(나비뼈)</sup>이 자극된다. 시신경을 자극한다. 숙면을 돕는다. 머리 아픔을 완화한다. 얼굴형이 변한다. 뇌 가소성을 돕는다.

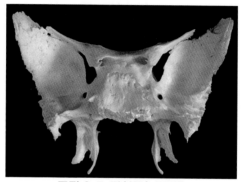

그림 2-5. 접형골(나비뼈)

### 흉골 4박자 리듬 : 쇄골, 복장뼈, 왼쪽 갈비뼈, 오른쪽 갈비뼈

흉골 요법 4박자 리듬은 다음과 같다.

주먹상태는 정골 요법과 같다. ① [그림 2-6]의 왼쪽 오른쪽 쇄골을 자극한다. ② [그림 2-6]의 흉골<sup>(복장뼈)</sup>을 자극한다. ③ 그림의 [그림 2-6]의 갈비뼈 전체를 자극한다. ④ [그림 2-6]의 횡격막에 위치한 갈비뼈를 자극한다.

이 요법은 잠자리 들기 전에 TV를 보면서 실시해도 된다.

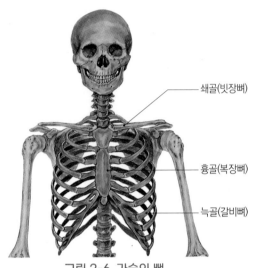

쇄골(빗장뼈)

흉골(복장뼈)

늑골(갈비뼈)

그림 2-6. 가슴의 뼈

효과 : 뼈 건강을 돕는다. 숙면을 돕는다. 몸이 가벼워진다. 가슴이 시원해진다. 횡격막 근육을 강화시킨다.

## 제4조 안구운동

### 4박자 리듬: 손가락 따라 시선과 안구 돌리기

안구운동 4박자 리듬 방법은 다음과 같다. ① 잠자리 누운 상태서 팔을 일직선으로 뻗은 후 주먹을 쥐고 검지손가락만 편다. ② 손가락은 좌우 지름 ±30cm 반경으로 움직인다. 안구는 손가락을 따라가면서 움직인다. ③ 손끝은 지름 ±30cm 범위의 원을 그리며 좌측과 우측으로 번갈아 가면서 돌게 한다. 이때 안구도 손끝을 보고 돌게 한다. ④ 팔이 돌아갈 때 어깨관절에 힘을 빼고 횡격막 근육운동을 함께 행한다. 안구운동의 ②와 ③ 동작을 각각 10회 정도 반복한다.

효과 : [그림 2-7]의 안구근육 6개를 운동시킨다. [그림 2-7]의 시신경을 자극한다. 시력을 보호한다. 눈물샘이 활성된다. 안구청소가 된다. 노화에 의한 눈이 작아지는 것을 예방한다. 뇌 가소성을 높여준다.

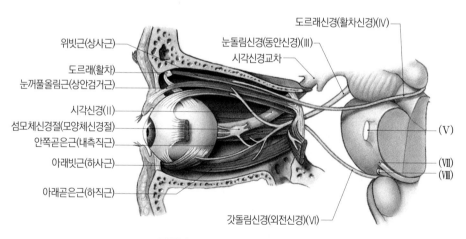

그림 2-7. 눈의 근육과 신경

미국항공우주국(NASA) 에임즈 연구센터에서는 18~40세 사이의 비흡연자 12명을 대상으로 수면의 질과 안구 운동변화를 관찰하였다. 이들은 수면을 취한 후 1~2시간 후 안구운동 검사를 받았다. 그리고 2주 뒤 참가자들에게 28시간 깨어있게 하고 바로 안구 운동검사를 했다. 잠을 충분히 자는 기간에는 물체를 인지하고 응답하는 시간이 400~700ms 정도 걸렸는데, 밤을 샌 뒤에는 최대 80ms 지연되었다. 실험 결과는 천천히 보는 물체를 볼 때 '느린 안구운동'과 날아오는 공을 볼 때 '빠른 안구운동'에서 모두 동일하게 나타났다.

릴랜드 스톤 NASA 선임연구원은 수면문제는 수많은 교통사고와 작업장의 사고를 유발하며 체르노빌 원전 사고도 수면부족으로 발생했다는 것을 잊지 말아야 한다며, 특히 군인이나 외과의사, 트럭 운전사처럼 시각적으로 집중해야 하거나, 작은 사물을 오랫동안 바라보는 직업은 안구 운동능력이 조금만 떨어져도 위험한 상황이 발생할 수 있다고 말했다.

## 제5조 '우' '이' 모션

눈물샘, 침샘, 갑상샘, 림프샘 활성

'우,이' 리듬 방법은 다음과 같다.

① '우' 모양 모션은 [그림 2-8]의 입술을 돼지 입처럼 앞으로 길게 내민다. 소리는 내지 않아도 된다. ② '이' 모양 모션은 눈 근육, 목근육, 쇄골근육이 강하게 움직이도록 한다. 이 동작을 10회 이상 반복한다.

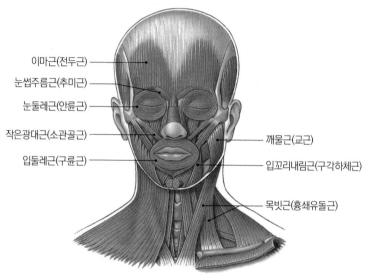

이마근(전두근)
눈썹주름근(추미근)
눈둘레근(안륜근)
작은광대근(소관골근)
입둘레근(구륜근)

깨물근(교근)
입꼬리내림근(구각하체근)
목빗근(흉쇄유돌근)

그림 2-8. 얼굴의 근육

효과 : [그림 2-8]의 얼굴근육 자극은 눈물샘, 침샘, 갑상샘, 쇄골림프샘이 활성 되면서 얼굴표정이 환하게 된다. 또한 안구도 청소된다. 침샘은 음식의 소독과 소화를 촉진한다. [그림 2-9]의 갑상샘을 활성화시킨다. [그림 2-10]의 유방 림프샘을 자극한다.

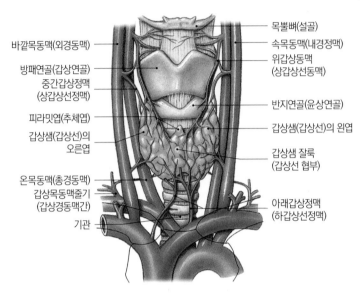

바깥목동맥(외경동맥) ——

방패연골(갑상연골) ——
중간갑상정맥
(상갑상선정맥) ——

피라밋엽(추체엽) ——
갑상샘(갑상선)의
오른엽 ——

온목동맥(총경동맥) ——
갑상목동맥줄기
(갑상경동맥간) ——
기관 ——

—— 목뿔뼈(설골)
—— 속목동맥(내경정맥)
—— 위갑상동맥
(상갑상선동맥)

—— 반지연골(윤상연골)
—— 갑상샘(갑상선)의 왼엽

—— 갑상샘 잘룩
(갑상선 협부)

—— 아래갑상정맥
(하갑상선정맥)

그림 2-9. 갑상샘

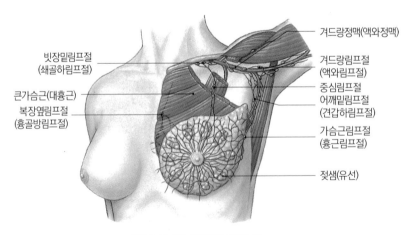

빗장밑림프절
(쇄골하림프절) ——

큰가슴근(대흉근) ——
복장옆림프절
(흉골방림프절) ——

—— 겨드랑정맥(액와정맥)

—— 겨드랑림프절
(액와림프절)

—— 중심림프절
어깨밑림프절
(견갑하림프절)

—— 가슴근림프절
(흉근림프절)

—— 젖샘(유선)

그림 2-10. 유방의 림프샘

88

얼굴은 희로애락을 표현하는 기능을 한다. 입의 기능을 잘 수행하기 위해서는 생물학적 이해가 필요하다. 얼굴 근육은 뼈와 근육이 붙어있지 않아 다양하고 세밀한 감정을 표현한다. 구륜근은 입술의 움직임을 담당하는데 얼굴에 있는 모든 근육과 갑상선 및 쇄골 주위의 근육까지도 움직인다. 얼굴에는 삼차신경도 분포되어 있어 아픔과 기쁨을 보여주는 희로애락의 표정을 관장한다.

## 제6조 뇌 청소

### 뇌 청소 4박자 리듬: 누운 자세, 척추호흡, 뇌압, 안정

뇌 청소 4박자 리듬은 다음과 같다.

① 잠자리에 똑바로 누운 상태에서 손을 들어 안구운동을 한 후 이어서 입술의 '우, 이' 동작을 한다.

② 척추호흡을 하며 전신 세포에 산소를 원활하게 공급한다.

③ 들숨 상태에서 숨을 멈추고 복압을 뇌의 정수리로 올려 압을 가한다. 압을 올린상태서 5~10초 정도 숨을 멈춘다.

④ 날숨 상태에서는 순간 안정을 취한다.

효과 : 수면의 질이 좋아진다. 뇌 가소성이 향상된다. 장기적으로

뇌 건강을 유지한다.

[그림 2-11], [그림 2-12]는 뇌 노폐물 이동경로를 보여준다. 뇌실에는 림프액이 없고 척수를 매일 500cc 정도 생산한다. 척수는 뇌에 영양을 공급하면서 척수막 표면에 있는 동맥의 산소와 영양공급을 받는다. 뇌 노폐물은 뇌막의 림프액과 정맥을 통해 배출된다. 또한 혈액순환은 뇌 노폐물 청소작용을 한다.

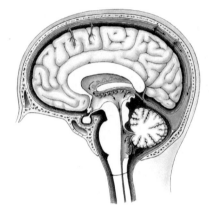

그림 2-11. 뇌척수액의 순환

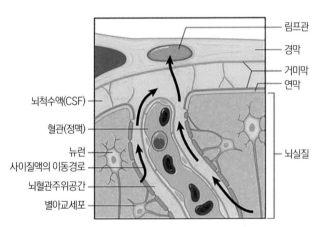

그림 2-12. 뇌 노폐물의 이동 과정

[그림 2-13]의 파란색은 낮 시간에 뇌 노폐물이 그대로 있는 현상이고, 그림 아래의 붉은 색은 수면 시간에 뇌 노폐물이 청소되는 현상을 보여준다.

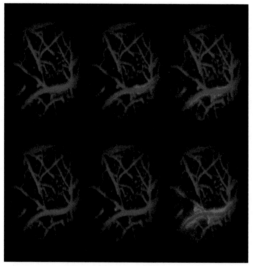

그림 2-13. 수면중 뇌청소(신경외과 최중언 교수)

뇌 척수액 순환과정은 아래와 같다.

1. 뇌실 → 뇌척수 표면 → 상시상정맥 → 뇌막 림프관
2. 모세동맥 주변 뇌척수액 공간 → 뇌실질 → 모세정맥

## 제7조 생각 가둠 : 뇌 과학적 명상

**생각가둠 4박자 리듬 : 안구, 시신경, 후두엽, 의식집중**

생각가둠 4박자 리듬은 다음과 같다.

① 잠자리에 똑바로 누워 두 눈을 감는다.

② 생각을 후두엽(뒤통수)로 보낸다.

③ 생각을 뒤통수에 가두는 의식에 집중한다.

④ 후두엽에 집중한 상태에서 수면을 취한다.

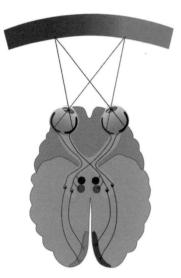

그림 2-14. 후두엽 시신경

효과 : [그림 2-14]의 후두엽 시신경이 자극된다. 복잡한 잡생각을 가둔다. 잠이 잘 온다. 뇌가 명료해진다. [그림 2-15]의 반가사유상 모습에서 뒤통수 뿔은 후두엽의 명상을 보여준다.

뇌는 좌뇌와 우뇌가 있고, 전두엽, 두정엽, 측두엽, 후두엽으로 나뉜다. 전두엽은 사고와 언어를 관장하고, 후두엽은 시각정보를 분석하고 통합하는 기능을 한다. 영재들은 사춘기에 후두엽이 발달하여 모

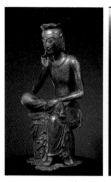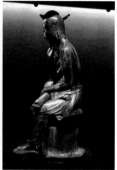

그림 2-15. 반가사유상

든 상황을 삼차원적으로 체험한다고 한다.

　[그림 2-14]의 시신경 기능을 보면 안구를 통해 입수된 정보를 뇌 교량에서 좌안구 우안구 정보가 X방향으로 융합하여 후두엽으로 보내져 통합적 사고를 결정짓는다. 생각가둠은 뇌의식 운동이다. 이를 '뇌 과학적 명상'이라 칭한다.


## 제8조 : 허밍 파동

### 허밍 4박자 리듬 : 구강확장, 목젖올림, 입술붙임, 파동허밍

　① 잠자리에 똑바로 눕는다.
　② 설근을 아래로 목젖은 위로 위치하여 구강을 확장한다.

③ 아랫입술과 윗입술이 닫되 피리부는 동작을 취한다.

④ 허밍은 복압에 의한 'H' 사운드 파동으로 두개골을 자극한다.

효과 : 일산화질소(NO) 15배 증가, 구강확장 도움, 수면무호흡에 도움이 된다. 갑상선 기능에 도움이 된다. 수면을 돕는다. 뇌 기능을 돕는다.

코골이 연구에 의하면 코골이 수면은 뇌에는 좋은 영향을 제공하지만 심폐 기관에는 나쁜 영향을 끼치는 임상을 보고하였다. '코골이는 자장가다'


## 제 9조 내 몸 칭찬 및 기도

잠 못 이루는 밤이나 새벽에 깨어 잠을 이루지 못하면 의식으로 자신을 칭찬한다.

예를 들면, "뇌야, 네가 안정되지 않으면 내일이 힘들다. 하루 동안 수고 많았어, 사랑해!" "심장아 네가 안정되지 않으면 잠을 이룰 수가 없구나. 그러니 편안한 맥박으로 잠을 이루자." "허파야 잠자는 동안 산소를 많이 공급해주면 좋겠다."하면서 장기의 기능과 혈관, 신경, 림프, 관절, 뼈 그리고 손과 발을 차례대로 의식과 언어로 칭찬을 하면서 감사기도를 한다. "축복의 잠을 주시고 꿈을 주셔서 감사합니다. 내일 일은 내일 생각하고, 이 밤은 안식을 주시기 바랍니다. 생명이 이에서 온전합니다." 그러면 어느새 상쾌한 아침을 맞이한다.


## 제10조 기지개

뇌는 아침이 일어나 뇌 기능이 정상화될 때까지는 2시간이 걸린다고 한다. 기지개는 3~5분 안에 뇌 기능이 정상으로 기능을 한다.

기지개는 기상 후 전신 뇌, 근육, 관절을 워밍업시키는 방법이다.

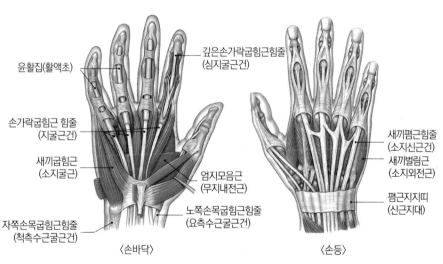

그림 2-16. 손바닥과 손등의 근육과 힘줄

기지개는 자신의 손을 사용하는 셀프케어이다.

기지개는 전 날 수면 전에 하던 수면 11조를 그대로 반복한다. [그림 2-16]은 손바닥과 손등의 근육과 힘줄을 보여준다. [그림 2-17]는 어깨와 팔 신경가지를 보여준다. 오십견(동결견)은 팔신경얼기에서 발생할 수도 있다.

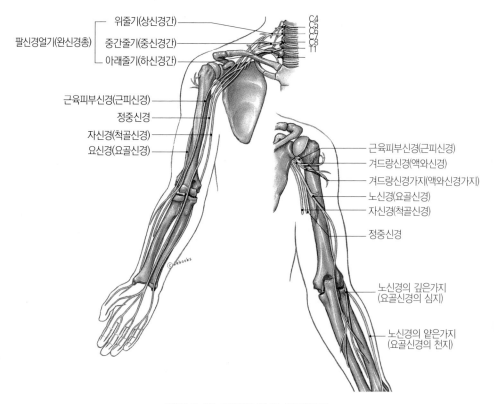

그림 2-17. 어깨와 팔의 신경가지

[그림 2-18]처럼 팔신경얼기를 자극해준다. 이어서 [그림 2-19] 처럼 머리와 정수리를 자극한다. 이어서 [그림 2-20]처럼 목의 갑상 선을 두 손으로 자극을 해준다. 이어서 [그림 2-21] 처럼 무릎관절을 두 손으로 자극하여 풀어준다.

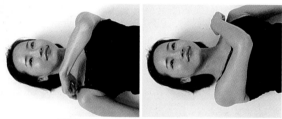

그림 2-18. 어깨의 신경얼개 자극

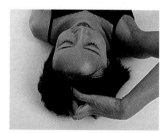

그림 2-19. 정수리 자극

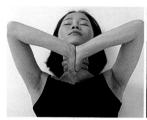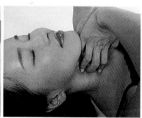

그림 2-20. 갑상선 자극

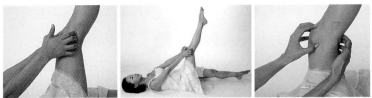

그림 2-21. 무릎을 자극하는 동작

　[그림 2-22]는 유방의 림프샘을 보여주는 그림이다. [그림 2-23]
처럼 유방을 두 손으로 자극해 준다.

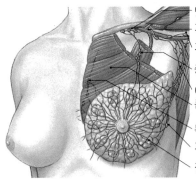

빗장밑림프절(쇄골하림프절)
겨드랑정맥(액와정맥)
겨드랑림프절(액와림프절)
중심림프절
어깨밑림프절(견갑하림프절)
큰가슴근(대흉근)
복장옆림프절(흉골방림프절)
가슴근림프절(흉근림프절)
젖샘(유선)

그림 2-22. 유방의 림프샘

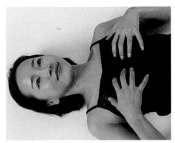

그림 2-23. 유방을 자극하는 동작

남성은 [그림 2-24]의 전립선을 손가락으로 자극해준다.

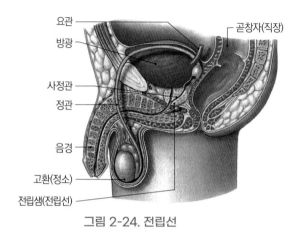

그림 2-24. 전립선

[그림 2-25]처럼 두 손으로 발목을 사방으로 자극해준다.

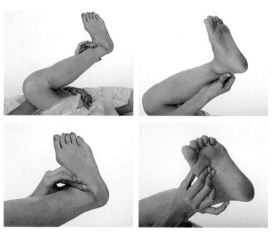

그림 2-25. 발목을 자극하는 동작

그리고 [그림 2-26]처럼 앉은 상태에서 양다리로 시소를 탄다. 곧 일어난 후 가급적이면 물구나무를 선다. 물구나무 서는 방법은 손을 깍지 끼고 바닥에 지지한 후 발로 차서 벽에다 물구나무를 선다. 물구나무를 선 후에는 머리를 흔들어 준 다음 바닥에 머리를 압박한다.

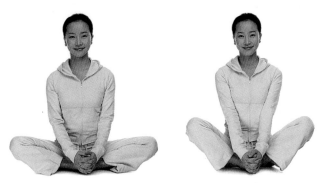

그림 2-26. 고관절을 자극하는 동작

효과 : 상쾌한 아침을 맞음과 동시에 뇌가 명료해지며 전신이 가벼워진다. 아침에 잠에서 덜 깬 상태에서 일어나 행동을 할 때 실족을 예방한다. 기지개는 뇌의 각성과 관절 이완 및 몸의 중심을 잡아주는 기능이다. 만약 깊은 잠만 자다 일어나면 비몽사몽 상태로 몸을 가누지 못하여 실족하게 된다. 기지개는 실족을 방지하고 업무 시 몸 상태를 가볍게 한다. 앉은 상태서 시소타기는 [그림 2-27]에 보이는 골반근육과 고관절을 유연하게 돕는다.

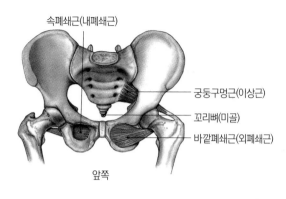

속폐쇄근(내폐쇄근)

궁둥구멍근(이상근)

꼬리뼈(미골)

바깥폐쇄근(외폐쇄근)

앞쪽

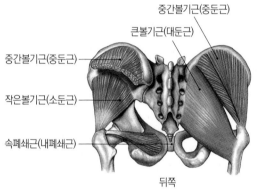

중간볼기근(중둔근)

큰볼기근(대둔근)

중간볼기근(중둔근)

작은볼기근(소둔근)

속폐쇄근(내폐쇄근)

뒤쪽

그림 2-27. 골반의 뼈와 근육

기지개는 신체의 이완(Relaxation)과 수축(Contraction)이 기본이다   이완은 힘을 뺀 상태이고 수축은 힘을 준 상태이다. 스트레칭(Stretching)은 우리말로 기지개다. 기지개는 하루를 시작하는 내 몸의 예절이다.

## 직립운동 4박자 리듬 : 어깨손, 목이완, 복압, 무릎진동

직립운동은 기상을 한 상태에서 1단계는 [그림 2-28]처럼 팔을 머리위로 올려 두 손으로 깍지를 낀 상태서 좌우로 스트레칭하고 원위치를 한다. 2단계는 [그림 2-29]처럼 머리와 허리를 앞뒤로 구부린다 그리고 원위치를 취한다.

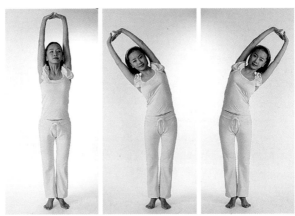

그림 2-28. 직립운동 1단계 동작

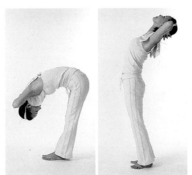

그림 2-29. 직립운동 2단계 동작

3단계는 [그림 2-30]처럼 목을 좌우로 돌리고 이어서 복부를 좌우로 돌린다. 4단계는 [그림 2-31]처럼 똑바로 선 상태에서 무릎을 진동한 후 구부리고 앉았다 일어선다. 직립운동 4단계를 2~4회 정도 반복한다.

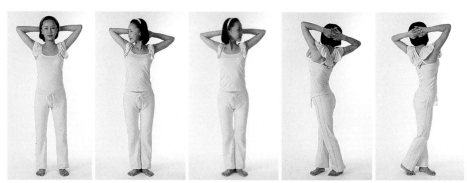

그림 2-30. 직립운동 3단계 동작

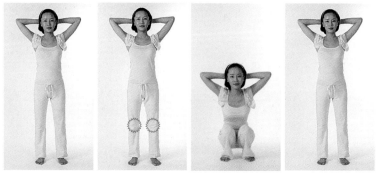

그림 2-31. 직립운동 4단계 동작

효과 : 수면 중에 이완된 몸 상태를 균형 있게 잡아준다. 기상 후 실족을 예방한다. 무릎진동은 몸을 민첩하게 하는 데 도움을 준다.

직립운동은 아침부터 몸을 잘 사용 할 수 있도록 돕는 워밍업이다.


## 제11조 수면의류

**자체복사발열, 닭이 알을 품은 듯 행복한 수면, 체험으로 말하다.**

특허보유(기능성 황토부착 섬유)

◇ 기능 : 원적외선 방출, 공기·습도 조절, 수맥 차단, 정전기 방지.

◇ 효능 : 수면 도움, 체온 향상, 소화 및 대변 활성, 피부안정감, 뼈 건강.

◇ 패션 : 피부에 접촉되는 내면은 황토부착, 외면은 다양한 칼라로 구성.

◇ 권장 1 : 수면문제, 냉체온, 난임 부부, 암 후유증, 스트레스

◇ 권장 2 : 수험생, 군인을 위한 수면제품, 중동 및 추운 국가에 사는 사람 등

◇ 경제효과 : 자체복사발열에 의한 난방비 절약.

다음 그림들은 수면의류의 기능과 패션을 보여준다.

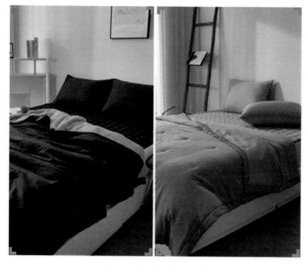

그림 2-32. 침구류

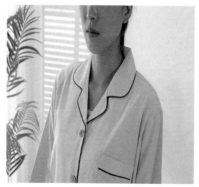

그림 2-33. 잠옷

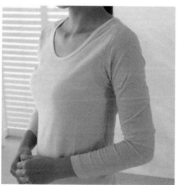

그림 2-34. 내의

## 수면루틴 11조 공리가치

수면11조습관의 임상사례에 의한 공리(功利) 가치는 다음과 같다.

1. 수면의 질과 삶의 질 향상

2. 보건복지비용 절감

3. 난방비 절감

4. 임신 촉진 및 자연분만 촉진

5. 학습 및 일 능률 향상

6. 암 치매 개선에 도움

7. 관절 건강에 도움

8. 노화 방지에 도움

# 세 번째 기능 - 호흡인간

호흡은 제 1의 생명이다.

## 1. 호흡의 이해

인간은 하루에 약 3만 회 정도 호흡한다.

호흡은 외호흡과 내호흡 그리고 피부호흡으로 나뉜다. 외호흡(물리작용)은 폐로 유입되는 공기를 말하고, 내호흡(화학작용)은 폐에 있는 공기 중 산소를 세포에 보내는 호흡을 말한다.

공기는 흡기한 100% 중 40% 정도는 항상 폐에 존재한다. 그래서 심정지가 와도 3분 정도 여유가 있다. 호흡은 체온을 유지하는 데 매우 중요하다. 호흡방법에 따라 체온이 다르게 변화한다.

　몸속에는 에너지 발전소인 미토콘드리아가 있다. 자료에 의하면 미토콘드리아의 순간 온도는 50℃까지 올라간다고 한다. 미토콘드리아는 산소 원료로 전기 발전을 하면서 활성산소를 배출한다. 활성산소는 세포를 괴롭히는 물질이다. 척추호흡은 미토콘드리아 기능을 도와 발전량을 증가시킬 것이고 따라서 체온도 높아지면 유해 활성산소도 줄어든다.

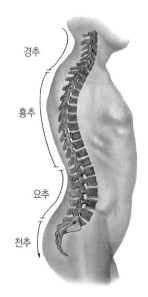

경추

흉추

요추

천추

그림 3-1. 척주의 구조

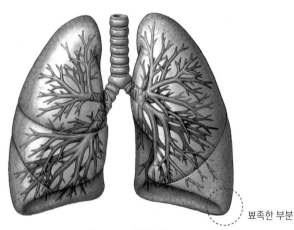

뾰족한 부분

그림 3-2. 폐(허파)

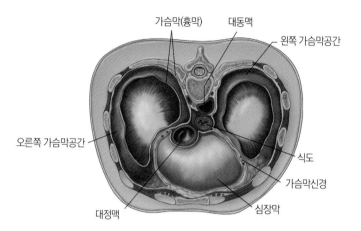

가슴막(흉막)　　대동맥

왼쪽 가슴막공간

오른쪽 가슴막공간

식도

가슴막신경

대정맥　　심장막

그림 3-3. 가로막(횡격막)의 구조

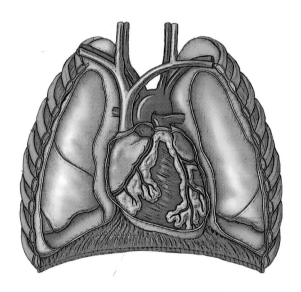

그림 3-4. 심장과 폐의 위치

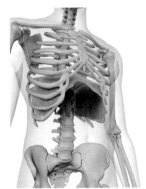

그림 3-5. 횡격막의 위치

## 척추호흡 4박자 리듬 : 척추, 횡격막, 폐, 코

척추호흡은 다음과 같다. 수면루틴 2조를 참조하라.

1. 날숨 시 [그림 3-6]처럼 날숨을 할 때는 복부를 가슴으로 올리
   면서 배를 홀쭉하게 하면서 손가락을 편다.

2. 들숨 시 [그림 3-7]처럼 척추를 등 뒤로 밀면서 숨을 들이마신

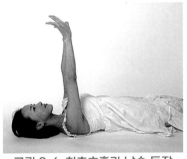

그림 3-6. 척추호흡과 날숨 동작

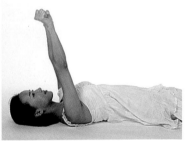

그림 3-7. 척추호흡과 들숨 동작

다. 이때 [그림 3-1]의 척추가 이완되거나 수축되며 척추 관절 운동이 이루어진다.

3. [그림 3-2]에 보이는 폐의 뾰족한 곳에 공기를 채운다.

4. 코로 들숨을 한다.


효과 : [그림 3-2] 심폐기능이 좋아진다. 횡격막 근육이 강화된다. 폐활량이 향상된다. 척추운동이 된다. 뇌의 유산소운동을 돕는다. 습관적으로 무의식호흡을 깊게 한다.


## 2. 과학적 호흡

태생적 호흡

신생아가 세상에 태어나 제일 먼저 하는 일은 폐로 호흡하는 일이다. 신생아가 발하는 "응애!"는 엄마의 탯줄로 산소를 공급받다가 태어나면서 폐를 처음으로 사용하는 신호이다.

산부인과에서는 태어난 아기가 응애 소리를 안 하면 코에 자극제를 뿌려 소리를 내게 한다. 신생아의 폐는 액체로 가득하다. 울음을 통해 폐에 있는 액체를 배출하면서 폐에 공간이 생긴다고 한다. 그리고 신생아는 배(복)를 사용하여 호흡한다. 그렇게 아기 울음소리는 온 동네에 널리 퍼진다.

### 흉식 호흡

흉식호흡은 아기가 직립보행을 하면서 숨을 관장하는 횡격막이 세로의 위치에서 가로의 위치로 기능하면서 흉식호흡을 한다. 흉식호흡은 호흡을 할 때 흉골(복장뼈) 부위에서 호흡을 하여 흉식이라 한다. 흉식은 두 가지 호흡이 있다. 하나는 들숨을 할 때 가슴이 확장되는 정상호흡이다. 다른 하나는 들숨 할 때 가슴이 좁아지는 비정상적 호흡을 한다. 비정상적 호흡은 가슴 공간이 적어져 폐기능을 악화시키는 요인이 된다.

### 입 호흡

입 호흡은 말 그대로 입을 벌리고 호흡을 하는 습관이다. 입 호흡은 코의 공기 정화, 습도 조절, 온도 조절 기능을 상실한 상태에서 공기가 폐로 유입된다. 입 호흡은 다양한 질병의 원인이 된다.

### 복식 호흡

복식호흡은 말 그대로 배로 호흡을 하는 방법이다. 복식호흡은 모든 요법의 기준이다. 운동 선수, 음악인, 종교인 등 특정인들이 복식호흡을 하는 것으로 인식되고 있는 것이 현실이다. 1차적인 호흡의 경우 중추신경의 지시에 의해서 자율적 호흡에 관여한다. 2차적으로는 의식적으로 호흡한다. 복식호흡의 요령은 다음과 같다. 먼저 호기 시 폐의 공기를 입으로 내보내면서 횡격막을 들어올린다. 그다음 흡기 시 횡격막을 배 아래로 내리면서 숨을 들이마신다. 복식호흡은 오장육부 운동과 뇌의 건강에도 지대한 영향을 끼친다. 복식호흡은 아기가 직립보행을 하는 시점부터 제대로 습관화하면 평생 건강을 지키는 데 큰 도움이 된다.

척추 호흡

신승현 등(2008)은 수면무호흡은 구강이나 비강 기능보다 횡격막 늑간근의 수축에 의해 발생된다고 보고하였다.

일반적으로 들숨에서 3.1/ℓ, 날숨에서 1.2/ℓ, 공기가 배출된다. 그리고 2.9/ℓ 정도 잔존량은 폐에 남아있다. 척추호흡은 일반호흡보다 들숨에서 폐에 20% 더 많은 공기가 흡입된다.

특히 들숨 동안 복압, 뇌압, 안압은 세포 유산소 활성과 뇌 청소를 도우며 시신경을 자극한다. 척추호흡은 훈련으로만 가능하다. 수면루틴 2조를 참조하라.

척추 기능

척추는 경추, 흉추, 요추, 천골(꼬리뼈)로 구성되며 S형이다.

특히 요추 5마디는 몸을 움직이는 데 중추적인 역할을 한다. 척추의 아픔은 요추에서 많이 발생한다. 요추의 아픔은 협착증이 대부분이다. 협착증은 요추의 배 안보다 배 외부에서 발생한다. 척추의 구조상 운동을 하거나 물건을 들 때 척추 외부의 운동범위가 크다. 척추의 배 쪽 관절은 운동범위가 적어 협착증을 유발하지 않는다.

척추호흡은 공기를 흡입할 때 척추의 내면<sup>(배안쪽)</sup> 척추를 복압으로 밀어내어 복강을 확장시켜 척추의 협착을 방지하는 기능을 한다.

### 횡격막 기능

앞의 [그림 3-3] 횡격막<sup>(가로막)</sup>은 소뇌 숨뇌의 지시에 따라 움직이며 호흡을 관장한다. 횡격막은 심폐와 소화기관을 분리하는 가로근막이다. 횡격막은 호흡의 중추기능을 한다. 횡격막은 자율적으로 호흡을 하고, 수의적으로 호흡을 한다. 횡격막에는 식도와 정동맥관이 관통한다. 횡격막 기능이 약하면 위산과 음식물이 역류하여 역류성 식도염을 유발할 수 있다.

### 폐 기능

폐는 근육이 없어 스스로 호흡을 하지 못한다. 폐는 가슴 양쪽에 위치하여 심장부위에 있는 폐보다 오른쪽 폐가 더 크다. 이는 가슴의 균형과 조화를 이룬다.

폐는 모세혈관을 벽에 두고 산소와 이산화탄소를 0.1초 안에 교환한다. 폐의 공기 총량은 6.5리터 정도로 최대 흡입 시 폐활량은 5리터 정도이다. 40대 전에는 500ml, 폐활량이 60세부터 20~30% 줄어 70세에는 300ml로 줄어든다<sup>(최원석)</sup>.

코 기능

2차 대전 전투 중에 고장으로 조종실 뚜껑이 없이 비행을 하게 되었다고 한다. 두 조종사 중 한 조종사는 입으로 숨을 쉬어 저체온으로 사망하였고, 한 조종사는 코로 숨을 쉬어 몸이 얼지 않아 생존하였다. 코는 공기의 온도와 습도를 조절하여 폐로 유입시킨다. 입으로 들숨한 조종사는 공기의 습도와 온도 조절이 안 되어 불행을 당했던 것이다. [그림 3-8]처럼 코의 비강과 뇌 사이에 뇌로 전달하는 후각신경이 있다. 그래서 냄새나 독가스는 후각신경에 의해 뇌로 전달되어 순간적으로 반응한다. 코로 흡입하는 산소도 뇌에 전달될 수 있다.

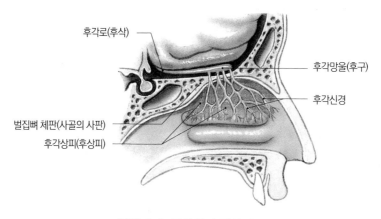

그림 3-8. 코안의 후각신경

복압의 기능

복압은 직립보행을 하는 데 중추적인 기능을 한다. 차력사가 배위로 자동차 바퀴를 굴러가게 하는 것도 복압의 기능이다. 그리고 모든 신체의 에너지 근원이다. 복압은 들숨의 에너지를 사용한다. 복압은 인체를 보호하는 기능에 앞서 직립보행을 할 때 자세를 잡아주는 기능을 한다. 복압은 노후에 꼬브랑 신세를 면하는 유일한 에너지다.

# 네 번째 기능 - 발성인간

## 1. 배경

Porcaro C. K. 등(2019)은 성악이나 설교자들의 과도한 발성은 건강에 악영향을 발생시킬 수 있다고 보고했다. Ma E. P.(2019)는 학생들의 보컬 위생교육 세션을 받은 직후 음성관리 지식이 크게 향상되었으며, 학교 기반의 보컬 위생교육 프로그램이 음성관리 지식을 장기적으로 향상시키는 데 효과적일 수 있다고 보고하였다.

Rumbach A. F. 등(2020)은 학생들의 음성 개발에 영향을 미치는 개인적인 요소와 교육적인 요소를 확정하였다. 언어병리학을 전공한 교육자가 효과적으로 음성관련 교육을 제공할 수 있다고 한다.

Wu X.(2020)는 노래 경험이 많은 가수의 소리를 청취할 때 뇌의 피

질 운동이 나타는 상관관계를 분석하였는데, 노래 부르는 가수의 뇌파
동 운동은 나타나지 않았다. 그러나 노래를 듣는 청취자는 청각운동이
나타나며 통합적 뇌 피질운동이 나타났다. 이는 노래는 부르는 가수
보다 듣는 청취자의 정서 감정을 촉진시키는 것을 알 수 있다.

Kelley D. B.(2020)는 척추동물인 개구리가 흉부와 후두 그리고 신
체의 공동작업에 의한 결합된 소리를 낸다는 것을 증명했다.

Verduyckt I.(2019)는 성악적 아름다운 발성(euphony)에서 화자의
음성이 심리적 특성을 추론하며, 부정적인 음성(dysphonia)을 인식하는
메커니즘을 알고 있어야 한다고 보고하였다.

남도현 등(2010)은 전문 상악가가 실용음악 가수보다 공명이 더 잘
되고 소리가 멀리 전달된다고 보고하였다. 또한 성악가의 음가 형태
는 후두의 위치와 관계가 깊다고 하였다.


## 2. 발성의 이해

발성(euphony)은 소리의 좋고 나쁨뿐 아니라 건강에도 지대한 영향
을 미친다. 기능적 발성은 인체를 악기로 보고 아름다운 소리를 내
며, 노래를 부를 때 안정적인 음가를 내며 공명을 유지하는 메커니즘
이다. 개인의 성대와 얼굴 구조에 따라 소리색이 달리 발화된다. 그
러나 발성의 메커니즘을 이해함으로써 누구나 아름다운 자신의 소리

를 소유할 수 있다. 또한 공명으로 발성되는 파동은 심신을 건강하게 하는 자연치유를 제공한다.

근육의 최대 힘을 연구한 Valls-Sole에 따르면 실험 대상자에게 30분 동안 1분마다 팔꿈치를 활용한 근골격 운동을 시키면서 총소리 와 고성을 들려주었다. 이때 대상자의 근육 강도가 놀랄 만큼 향상되 었다고 한다. 이처럼 발성은 파동과 음률을 통해 세포의 건강을 증진 시킨다.

## 발성 4박자 리듬 : 척추호흡, 성대강화, 구강확장, 비강호흡

발성 4박자 리듬은 척추호흡으로 복압을 강화한다. 성대주변의 근 육을 강화한다. 구강과 비강의 공간을 확장한다. 그리고 비강호흡으 로 노래한다.

효과 : 저음, 고음, 장음, 공명을 자유롭게 발화하고 비브라토(목젖이 떨림)를 줄여준다.

## 3. 발성 에너지 경로

발성 에너지경로는 아름다운 소리길을 만드는 5단계이다.

전기적 에너지 경로 〉 기계적 에너지경로 〉 음압적 에너지경로 〉 문자적 에너지경로 〉 공명적 에너지경로

1단계, 전기적 에너지경로는 에너지를 생산하는 동방결절과 미토콘드리아 발전기능을 전기적 에너지라 한다. 몸의 에너지는 장기에서 70%, 피부와 근육에서 30%가 생성된다.(최원석). 몸에는 발전소가 있다. 하나는 생존을 위한 심장의 동방결절이고, 하나는 미토콘드리아다. 발성 시 에너지가 고갈되면 소리가 나오지 않는다. 심장의 동방결절은 전기를 발전시켜 평생 심장박동을 유지한다(노태호, 장성원, 2017).

미토콘드리아는 호흡과 체온의 에너지로 전기를 생성하여 에너지를 만들어 준다. 이렇게 에너지가 충분히 충전될 때 아름다운 소리를 낼 수 있다.

전문 가수라면 수면십일조를 습관화해야 소리 에너지를 충만하게 유지할 수 있다.


2단계, 기계적 에너지경로는

비강 〉 구강 〉 목젖 〉 혀 〉 성대 〉 폐 〉 횡격막 〉 자세 등의 소리의 생성에 직접적으로 관여하는 부위를 기계적 에너지라 한다.

소리길의 ① 입술(구륜)은 근육의 복합체이다. 노래할 때 입술은 소리길을 열어주는 핵심요소이다. 노래할 때 치아와 입술 사이 공간이 넓을수록 공명에 도움을 준다. ② 구강에는 혀와 목젖이 있어 떨림을 관장한다. [그림 4-1]의 구강을 넓히는 훈련은 설근(혀)을 턱 아래 내

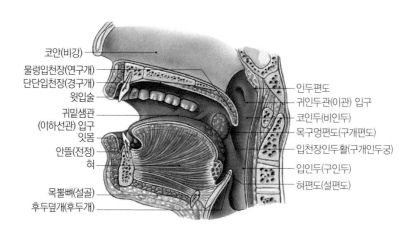

코안(비강)
물렁입천장(연구개)
단단입천장(경구개)
윗입술
귀밑샘관
(이하선관) 입구
잇몸
안뜰(전정)
혀
목뿔뼈(설골)
후두덮개(후두개)

인두편도
귀인두관(이관) 입구
코인두(비인두)
목구멍편도(구개편도)
입천장인두활(구개인두궁)
입인두(구인두)
혀편도(설편도)

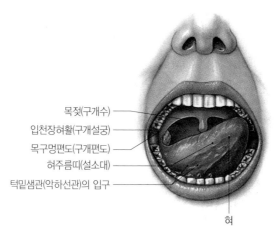

목젖(구개수)
입천장혀활(구개설궁)
목구멍편도(구개편도)
혀주름띠(설소대)
턱밑샘관(악하선관)의 입구

혀

그림 4-1. 구강과 설근

리고 목젖을 위로 올려주는 훈련이 되어야 한다. ③ [그림 4-2] 성대
근막을 강화하는 훈련은 입 모양을 [그림 4-4]와 [그림 4-5]처럼 '우'

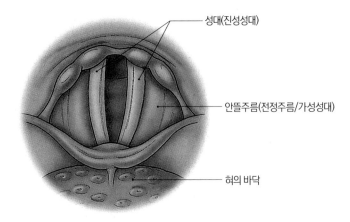

성대(진성성대)

안뜰주름(전정주름/가성성대)

혀의 바닥

그림 4-2. 목젖과 성대

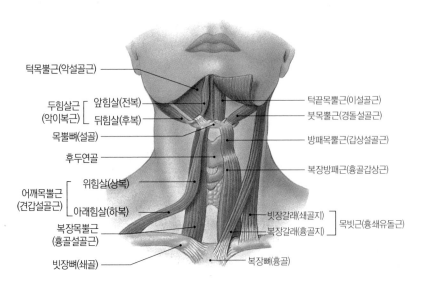

턱목뿔근(악설골근)

두힘살근 ┌ 앞힘살(전복)
(악이복근) └ 뒤힘살(후복)

목뿔뼈(설골)

후두연골

어깨목뿔근 ┌ 위힘살(상복)
(견갑설골근) └ 아래힘살(하복)

복장목뿔근
(흉골설골근)

빗장뼈(쇄골)

턱끝목뿔근(이설골근)

붓목뿔근(경돌설골근)

방패목뿔근(갑상설골근)

복장방패근(흉골갑상근)

빗장갈래(쇄골지) ┐ 목빗근(흉쇄유돌근)
복장갈래(흉골지) ┘

복장뼈(흉골)

그림 4-3. 목의 근육과 갑상연골

'이' 하면서 자극한다. 우, 이 동작은 눈물샘, 침샘, 갑상샘, 림프샘을 활성시키며, 성대 근육이 있는 [그림 4-3]의 갑상선 주변의 근육을 이완, 수축시킨다. 성대강화를 위해 [그림 4-6]처럼 양손으로 갑상선 주변을 자극하는 습관도 도움이 된다.

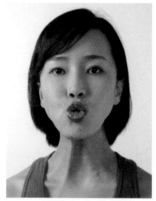
그림 4-4. 우 동작

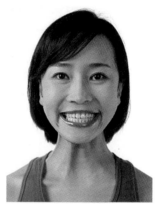
그림 4-5. 이 동작

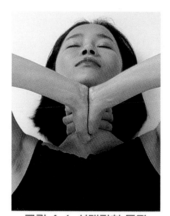
그림 4-6. 성대강화 동작

네 번째 기능 - 발성인간

자세는 노래하는 데 매우 중요하다. 직립으로 노래할 경우 발가락을 오므리고 발바닥활을 띄워준다. 무릎은 스트레칭하고 골반을 반듯하게 잡아준다, 어깨는 새가 날개를 펴듯 가슴을 앞으로 내민다. 그리고 얼굴은 약간 위를 보듯하게 위치하여 성대와 구강의 소리길을 열어준다.

3단계, 음압적 에너지경로는 복압을 사용하는 발성이다. 복압을 이용하는 방법은 노래나 말을 할 때 복부를 활용하는 기술이다. 복압을 이용하는 기술은 소리가 흔들리지 않고 파워풀하게 나오도록 에너지를 공급하는 테크닉이다.

경규혁(2016)은 복압은 횡격막에 의해 영향을 받으며, 심장도 복압에 의해 영향을 받는다고 하였다. 복압이 유지되면 장기에 좋은 영향을 미친다고 한다. 복압은 호흡의 들숨과 날숨 사이에 일어나는 복부 내의 기압이다. 노래할 때나 말할 때, 이완과 수축을 자유자재로 할수 있도록 복압을 활용해야 한다.

그러나 호흡방법이 잘못되어 복압이 약한 노래는 청자에게 감동을 주지 못한다. 하지만 복압을 제대로 활용하는 노래는 청자의 가슴에 진한 감동을 전한다.

모음과 음압 훈련
[그림 4-7]은 모음 아, 에, 이, 오, 우를 발성하며 복부의 압을 활

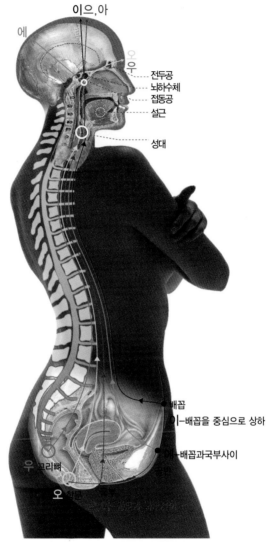

이으,아

에

오우

전두공
뇌하수체
접동공
설근

성대

배꼽
이-배꼽을 중심으로 상하

배꼽과국부사이

우 꼬리뼈

오 항문

그림 4-7. 모음 발성 위치

네 번째 기능 - 발성인간

125

용하고 두성을 내는 방법이다. [그림 4-7]처럼 모음 위치를 훈련하면
음압을 습관화시키는 데 도움이 된다. 전문 가수는 평상시 훈련이 되
어야 저음, 고음, 장음, 공명을 자유롭게 발현시킬 수 있다.


체강

[그림 4-8] 뇌, 척추, 심장, 폐, 복부의 체강은 발성 시 매우 중요
한 기능을 담당한다. 음압의 조정에는 뇌, 척추, 심장, 폐, 복부의 체
강이 모두 함께 참여한다. 음압을 유지하기 위해서는 호흡과 자세가
매우 중요하다.

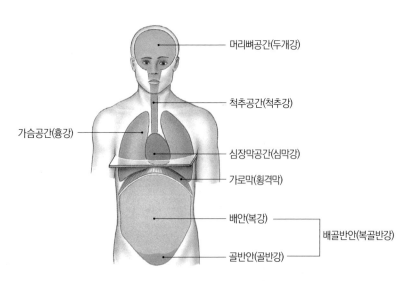

그림 4-8. 인체의 체강

우리 몸에는 뇌압, 안압, 귀압, 복압이 기능을 한다. 뇌의 무게가 약 1.3kg이면 척수와 뇌압에 의해 70g의 무게만 감당하여 뇌는 척수에 떠 있는 상태다. 뇌압은 뇌 기능에도 많은 영양을 미친다. 안압은 안구를 유지시키는 기능을 한다. 귀압은 기압과 관련이 있어 비행기를 타거나 고도가 높은 지역에 가면 흔히 나타난다. 복압은 [그림 4-8] 체강의 영향을 받아 발성 에너지를 좌우한다.

4단계, 문자적 에너지경로는 문자의 발음에서 뇌와 구강기능을 향상시키는 발음이다.

창세기 17장에 보면 여호와께서 100세 된 아브람과 90세 된 사래에게 후손을 번성케 하는 언약으로 아브람(Abram)을 아브라함(Abraham)으로 'H'자를 추가하여 이름을 지어주셨다. 사래(Sarai)도 사라(Sarah)로 'H'자를 추가하여 이름을 지어주셨다. H자는 아람어로 '신성하다' '크다'를 의미한다. 우리말 '하' 자는 '매우', '많이'의 의미를 지녔으며, 놀라움, 기쁨, 노여움, 안타까움, 염려스러움 등의 감탄사로 쓰였다. 예컨대, 하루, 하나, 하품, 하나님, 하늘 등이다.

〈훈민정음〉에 나타난 발음법을 보면 인후소리와 입천장의 마찰음으로 중성음(기식음)이라 하였다. '히읗'이라는 명칭은 1933년에 한글 맞춤법 통일안에서 비롯되었다. 〈훈몽자회〉(1527)에서는 'ㅎ'을 초성 독용 8자 속에 포함시키고, 그 음가를 '히'라고 호칭하였다. 'ㄹ' 발음은 아리랑에서 많이 나오는 발음이다. 영어의 'R' 발음이며, 러시아

어는 해당 문자는 'P'이다. 'ㄹ' 발성은 혀를 굴려야 발화가 된다. 말이나 노래를 할 때 'ㄹ' 발음은 뇌에 좋은 영향을 미친다.

### 아리랑 노래

아리랑의 '아리'는 소(小)아리, 대(大)아리로 걸음을 의미한다. 그리고 일반 아리를 팔(八)자 걸음이라 한다. 아리랑이 세계적 노래로 알려지게 된 것은 일제강점기 김산(장지락)이 중국과 러시아 접경에서 〈조선혁명가〉로 불렀다 한다. 이를 미국의 여류작가 님 웨일즈(1941)가 《아리랑》(The Song of Ariran,. 1941)이라는 작품으로 써서 세계에 알렸다. 아리랑 설화는 알령설, 아랑설, 아이롱설, 아리랑설이 있다. 알령설은 《삼국유사》에서 신라의 시조 박혁거세의 왕비 이름인 '알령'을 찬미하여 부른 노래에서 유래되었고, 아랑설은 밀양 사또의 딸 아랑이 통인(고려시대 왕의 직속부하)에게 수절을 지키다, 억울하게 죽음을 당한 데서 비롯되었다. 아이롱설은 대원군이 경북궁을 중수하기 위하여 원납금 성화에 부역을 하는 서민이 '원하노니 내 귀나 어두워져라'라고 부른 아이롱(我耳聾)이 아리랑으로 불러졌다고 한다.

5단계, 공명 에너지경로는 구강과 비강기능을 살려 공명에너지를 최적화하여 노래를 부르는 기술이다. 공명은 울림으로, 진동수의 파장에 따라 에너지가 달리 나타난다. 사람의 가청 주파수는 보통 20Hz~20,000Hz이다. 20,000Hz는 운동장에서 군중들이 함성에서 나타나는 소리라고 한다. 아름다운 발성은 청자로 하여금 Sympathy(공감, 동정, 연민)를 느끼게 한다.

### 허밍 발성

허밍은 전문 가수들이 노래 하기 전에 하는 연습니다. 그러나 건강한 허밍은 머리나 가슴으로 파동을 느껴야 한다. John Lundberge, Eddle Weitzberge는 조용한 허밍(humming)보다 강도 있는 허밍을 하면 일산화질소(NO)가 15배가 더 방출하여 허파로 유입되는 것을 임상으로 밝혔다. 일산화질소는 혈압 조절, 항상성 유지, 신경 전달, 면역기능, 호흡기능, 고혈압, 동맥 노화방지, 콜레스트롤 수치 저하, 심장 발작 및 뇌졸중 등에 도움이 되어 공기 중 산소에 버금가는 중요한 요소이다.

허밍은 공명의 파동으로 세포를 자연치유하는 자가 면역시스템이다. 허밍을 하는 방법은 다음과 같다. 하품을 할 때처럼 구강을 확장시키고 척추호흡으로 전신에 공기를 채우고 골반 부위의 복압을 사용하여 비강에 의식을 두고 허밍을 하는 것이다.

### 하품

노래를 할 때 하품하듯 하라는 이야기가 있다. 하품은 생리적으로 뇌에 산소부족 현상으로 호흡을 깊게 하는 생체리듬적 메커니즘이다. 하품을 하는 동안에는 구강과 목젖이 스트레칭 되면서 구강이 확장되고 입이 벌어진다.


비강 피아노건반

[그림 4-9]의 비강은 소리의 공명통이다. 저자는 비갑개의 3층 구
조물(상비갑개, 중비갑개, 하비갑개)을 피아노 건반으로 의식하고 음가를 연습
한다. [그림 4-9]처럼 발성을 연습할 때 비갑개 위치에 '도 레 미 파
솔 라 시 도'를 설정한다. 비갑개 음가설정을 함으로써 코 안에 피아
노 건반이 있는 셈이 된다.

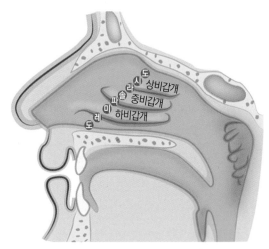

그림 4-9. 비강의 비갑개와 음가


비강호흡 발성의 비법을 소개한다.

비강호흡발성(NCBV:nasal cavity breathing vocalization)은 전기적, 기계적,

문자적, 음압적 4단계 발성 경로가 훈련된 상태에서만 가능하다. 비강호흡 발성 방법은 다음과 같다.

노래할 때 의식적으로 숨을 코로 들이마신다. 이때 공기가 폐로 유입되는지는 확실치 않다. 분명한 것은 구강, 입천장, 연구개와 목젖이 올라가고 비강의 비갑개 텐션이 강화된다. 목젖과 비강의 텐션은 비브라토(소리 떨림)를 저하시키고 아름다운 고음이 발현되고 공명도 잘 이루어진다.

필자는 비강호흡 발성을 '아' 발음으로 실험하였다. 일반 발성은 3회 66초(22초, 21초, 23초)로 평균치는 22초를 유지하였다. 그러나 비강호흡 발성은 3회 81초(25초, 28초, 28초)로 평균 27초를 유지하였다. 비강호흡발성은 일반 발성보다 평균 5초(+22%)가 더 길며, 비브라토가 거의 없이 깨끗하고 공명된 음을 유지하였다.

결론은 비강호흡 발성은 저음, 고음, 장음, 공명을 최적화하는 발성으로 지속적 연구를 제안한다. "NCBV는 천상의 소리 파바로티의 비결이다."

폐암 환자의 대부분이 노래를 많이 부르지 않은 집단에서 발병된 것으로 조사된 연구 사례도 있다.

# 다섯 번째 기능 - 식사인간

소화는 제 1의 생명이다.

## 1. 식사방법의 이해

식사는 하루 3끼를 섭식하는 영양학적 리듬이다. 생명 유지의 최소한의 요소는 산소, 영양, 의약이다.

그동안 음식의 영양에 대해서는 고도의 발전을 하고 있다. 우리 몸의 에너지가 100%라면 생명유지의 기초대사를 위해 60%가 소모되고, 식사와 소화과정에서 15~20%, 일(노동)과정에서 20~25%가 소모된다.

식사방법은 에너지소비와 밀접한 관계가 있다. 그러나 에너지를 절약하고 체하지 않는 식사 자세와 습관에 대해서는 커리큘럼(curriculum)이 없다. 심지어 우리나라는 젓가락을 활용하는 문화임에도 제대로 젓가락을 활용하는 표준이 없다. 디지털 자판에도 표준이 있는데 말이다.

식사 4박자 리듬은 체하지 않고 잘 섭식하여 식도와 위를 만족하게 하는 데 있다.

## 식사 4박자 리듬 : 정자세, 얼굴 들기, 턱관절, 섭식

음식을 먹을 때 [그림 5-1]처럼 허리와 얼굴을 곧추 세우고 턱관절을 편하게 하며 저작한다. 음식을 좌우로 저작하여 턱관절 균형을 유지시킨다.

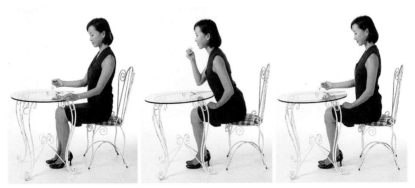

그림 5-1. 식사 자세

음식 먹는 순서를 보면 야채나 과일을 먼저 섭취 후 주식(밥과 고기 등)을 먹는다.

[그림 5-2]는 젓가락을 사용하는 표준적인 방법이다.

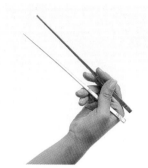

효과 : 턱관절을 활용하여 오랫동안 저작한다. 체함을 방지한다. 위가 만족해한다.

그림 5-2. 젓가락질 자세

### 왜 체하는가

잘못된 식사 자세와 음식 섭취 순서는 '체'하는 원인이 된다. 머리를 숙이고 급하게 육식이나 어류를 먹다가 체하는 경우가 흔하다. 체 현상은 음식물이 식도를 따라 위로 내려가지 못하고 호흡법 [그림 3-3]의 횡격막을 관통하는 식도 괄약근이 오므라지면서, 음식물이 식도에 머물러 있는 상태를 말한다. 체하게 되면 혈액 순환에 장애를 주고 딸꾹질이 나며 가슴이 답답하다. 그리고 먹지 않아도 배가 고프지 않은 묘한 상태에서 고통을 수반한다. 체는 시간이 지나면 내려가지만 민간요법이 있어 체를 내리기도 한다. 그래도 증상이 심하면 식도 내시경 검사를 받는다.

### 뜨거운 음식

스티븐 버제스 박사는 뜨거운 음식은 식도염을 유발하며 식도암의 원인이 된다고 하였다. 음식의 온도와 맛은 상관성이 있다. 나이가 들수록 뜨거운 음식을 선호한다. 그러나 뜨거운 음식은 구강과 식도에 화상을 입힐 수 있다. 법의학에선 화상온도가 42℃라 하니 참고하여 음식의 온도를 조절하여 섭식을 해야 한다. 음식을 먹을 때 입천장 화상을 입지 않도록 적당한 온도의 음식을 먹는다.

## 2. 소화기

치아

[그림 5-3]처럼 치아는 28개이다. 20개의 어금니는 분쇄를 담당하고, 8개의 앞니는 칼 역할로 음식물을 분쇄한다. 치아의 조직은 아교질, 상아질, 시멘트질로 구성되었다. 음식을 분쇄하는 효율은 턱관

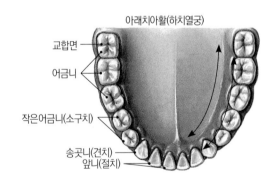

그림 5-3. 하악골과 치아

절 및 얼굴의 형태에도 영향을 받는다. 찬 음식이나 뜨거운 음식을 섭취할 때 치아에 아픔을 느낄 때가 있는데, 이때는 몸 기능이 약해진 상태다. 이럴 경우 영양 상태를 좋게 유지하고 휴식을 취하면 치아 상태도 호전된다. 저녁 식사 후 양치질을 한 다음 천연소금을 적당량 입에 넣고 침으로 가글을 하면 염분의 삼투압 작용에 의해 치아 보호에 도움이 될 수 있다.

침

[그림 5-4]의 침샘은 입안에 습기를 유지시키고 음식물 소화를 촉진시킨다. 침에는 탄수화물을 분해하는 효소가 있기에 음식을 오래 씹으면 단물이 생성된다. 음식을 먹을 때 침이 마르면 음식이 모래알처럼 거칠게 느껴진다. 침은 미각세포를 자극하여 음식 맛을 느끼는 것을 도와준다. 또한 살균 효과도 있는데, 살균과정에서 화학반응에

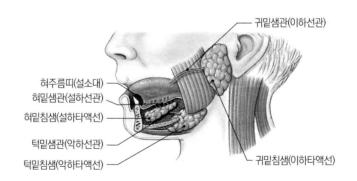

그림 5-4. 구강의 침샘 위치

의해 입에서 나쁜 냄새를 풍기게 된다. 침샘 활성화 방법은 수면루틴 '우, 이'을 참조하라.

### 인두(깔때기)

인두는 호흡기와 식도 길을 열어주고 닫아주는 기능을 한다. 즉 호흡할 때는 기도를 열어주고, 음식을 섭취할 때는 식도를 열고 기도를 닫는다.

음식을 먹다가 사레가 들리는 경우가 있는데, 목의 근육운동을 조절하는 신경에 이상이 생겨 후두가 자동으로 작동하지 못할 때 나타나는 현상이다.

### 식도

[그림 5-5]처럼 식도 길이는 30cm 정도다. 식도는 신축성이 있어서 폭으로 3cm 정도 늘어난다. 음식물이 들어가면 식도가 확장되고, 평상시에는 수축되어 좁혀져 있다. 위에 찬 가스나 공기가 식도로 올라오면서 울리는 소리가 트림이다. 식도와 위는 세포조직이 다른데, 위의 음식물을 소화시키는 위산이 역류하여 식도를 상하게 한다.

역류성 위산을 예방하는 방법은 다음과 같다. 트림이 나면 물을 마셔 식도를 청소한다. 특히 취침 전에 위에 있는 음식물이 소장으로 이동 후에 잠자리에 든다. 참고로 척추호흡은 식도 괄약근을 강화시켜 역류성 위산을 방지한다.

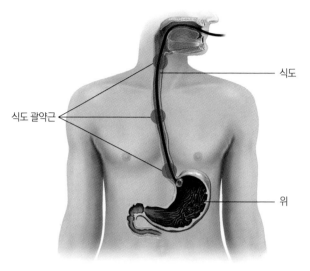

식도

식도 괄약근

위

그림 5-5. 식도와 위장

위

[그림 5-5]의 위는 영양분 흡수작용을 거의 안하고, 단지 알코올만을 흡수한다. 위는 음식물을 약 1mm 정도로 잘게 분쇄하는데, 분쇄 방법은 음식물을 위아래로 회전시키는 것이다. 분해가 완료된 음식물은 지속적으로 소장으로 보낸다. 위의 용량은 약 1,300~1,400㎖인데 음식물을 대충 씹어서 삼키면 위의 부담을 증가시켜 위가 힘들어진다. 음식물 소화시간을 보면, 단백질이 두 시간, 지방이 서너 시간 걸린다. 그러므로 음식을 입안에서 잘게 썰어서 효소화하여 위로 내려 보내는 습관을 가져야 한다,

췌장

[그림 5-6]의 췌장은 위 밑에 드러누운 프라이팬처럼 생긴 장기
다. 췌장은 허파처럼 근육이 아닌 세포막으로 구성된다.

췌장은 위장 바로 밑에 수평으로 누워있다. 췌장에는 인슐린과 소
화액이 나오는 관이 두 개 있다. 식사 후에 바로 왼쪽으로 누우면 췌
장 분비물이 역류되어 췌장으로 유입될 수도 있다. 그러므로 음식물
이 소화되기 전에 왼쪽으로 누워 수면을 취하면 췌장의 기능을 저하
시킬 수 있다. 식후 바로 잠을 잘 때는 가급적 오른쪽으로 눕는 수면
자세가 췌장을 보호할 수도 있다.

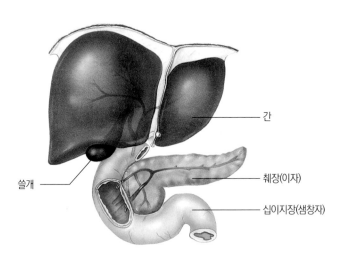

간

쓸개

췌장(이자)

십이지장(샘창자)

그림 5-6. 십이지장과 췌장

### 소장

소장의 길이는 총 6~7m 정도이다. 소장(작은창자)은 점막의 일부 세포가 3일 주기로 떨어져 나간다. 이 양은 매일 25g 정도이다. 소장에는 유익균과 중간균, 유해균이 있는데, 유익균이 활성화되면 효소기능을 도와 영양소를 잘 공급하면서 면역력을 증강시킨다. 소장이 담당하는 면역력은 70%라 한다.

### 대장

대장은 맹장, 결장, 직장으로 나눈다. 길이는 1.5m 정도이다. 소장에서 미처 분해되지 않은 음식물은 대장 안의 세균에 의해 탄수화물과 단백질이 발효되어 지방산, 암모니아 가스 등이 발생한다. 대장에 배변이 오래 머무는 상태를 변비라 하는데, 수면 중 대장체온이 높아지면 배변에 도움을 준다.

### 항문

손가락이 들어가는 3~5cm까지를 항문관이라 한다. 항문 피부조직에는 땀샘, 피지 샘, 털 등이 있다. 항문은 괄약근의 수축과 이완을 통해 대변을 배설하고 참는다. 대변을 볼 때 힘을 주어 배변을 하면 체내의 강한 압력으로 뇌출혈 등 뇌손상의 위험이 있다(최현석,《우리몸 사전》).

## 3. 음식의 의미

### 향(香)

향은 라틴어로 ambrosia라고 하는데, 옛날 사람들은 신들이 먹는 향기로운 음식이라 생각했다. 음식에는 향기(香氣) 에너지가 있다. 향기는 음식물이 위로 가기 전 곧바로 뇌에 전달된다. 향기는 작은 분자로 형성되어 눈으로 볼 수 없다.

향기는 심리를 자극하는 오묘하고 신비스런 무기물이다. 현대는 식물을 비닐하우스에서 재배한다. 그렇기 때문에 식물의 모양은 좋은데 향이 적다. 현대인들의 비만도 비닐하우스에서 식물을 재배하는 것과 유사한 원인에서 발생하지 않았을까 싶다.

### 감사

음식 앞에서 감사하라. 3일만 굶어도 세상의 모든 만물이 음식으로 보인다. 식탁에 준비된 음식을 보면서 생산자, 공급자, 요리사에게 감사하고, 자신의 몸에 감사하자. 감사는 일종의 소화제이다.

# 여섯 번째 기능 - 직립보행

보행 4박자 리듬은 보행진화의 결정체다.

## 1. 걷기

직립보행의 이해 - 디지톨(Digitol) 보행시대를 열다

디지털(Digital)은 라틴어로 손가락과 발가락을 말한다. 디지털 용어는 인터넷 기술이 발전하면서 손가락의 대명사이다. 필자는 디지톨(Digitol) 즉, 발가락 사용 시대를 열고자 한다.

컴퓨터는 두 가지 요소에 의해 기능한다. 하나는 소프트웨어고, 하나는 하드웨어다. 소프트웨어는 손가락 사용을 의미하고, 하드웨어

는 발가락 사용을 의미한다. 손가락 사용은 지능 지수를 담당하지만 발가락은 관절과 인체균형을 담당한다. 디지털 보행은 건강과 품격의 바로미터이다.

인체의 계통에서 뼈는 지지와 이동을 위한 기계적 기능을 한다.

최원석 교수는 하지의 경우 무릎 관절에 47%, 주위 근육에 42%, 인대와 힘줄에 11% 충격이 가해진다고 하였다. 그리고 걸음을 걸을 때 몸무게의 2~7배 정도의 하중이 가해진다고 한다. 그리고 의자에서 일어날 때는 몸무게의 3.5배 정도 부담을 준다고 하였다. 관절의 연골에는 혈액이 흐르지 않기 때문에, 걸음을 통해 온열 작용을 해주어 관절을 보호한다. 우리 몸에서 제일 약한 뼈가 고관절뼈이다. 올바른 자세와 보행방법을 고수하면 고관절 뼈의 노화를 지연시킬 수 있다.

보행 4박자 리듬은 직립보행을 간결하게 함으로써 발과 무릎, 고관절, 척추를 아프지 않게 사용하고 품격을 유지하게 한다. 여기에 그 방법을 소개한다.

보행 4박자 리듬

**보행 4박자 리듬 : 무릎, 발가락, 발바닥활, 보폭**

보행 4박자 리듬의 방법은 다음과 같다.

보행할 때 무릎을 뒤로 밀면서 발가락을 오무리면 발바닥활이 아치형이 되며 보폭을 넓게하여 일자로 걷는다. 즉 관절(articulation)을 이용한 싱코페이션 워킹이다.

해부학적 보행 원리는 다음과 같다.

무릎을 뒤로 밀면 [그림 6-1]처럼 넙다리의 근육과 힘줄에서 넙다리빗근(봉공근)과 넙다리근막장근힘줄(대퇴근막장근건)이 스트레칭되어 무릎연골을 보호하고, 넙다리근막장근은 엉덩관절(고관절)을 잡아주어 척

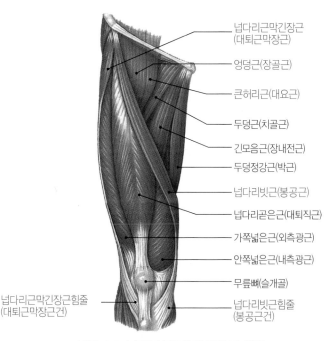

넙다리근막긴장근
(대퇴근막장근)

엉덩근(장골근)

큰허리근(대요근)

두덩근(치골근)

긴모음근(장내전근)

두덩정강근(박근)

넙다리빗근(봉공근)

넙다리곧은근(대퇴직근)

가쪽넓은근(외측광근)

안쪽넓은근(내측광근)

무릎뼈(슬개골)

넙다리근막긴장근힘줄
(대퇴근막장근건)

넙다리빗근힘줄
(봉공근건)

그림 6-1. 넙다리(대퇴)의 근육과 힘줄

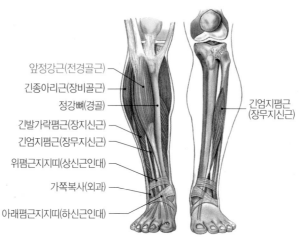

앞정강근(전경골근)
긴종아리근(장비골근)
정강뼈(경골)
긴발가락폄근(장지신근)
긴엄지폄근(장무지신근)
위폄근지지띠(상신근인대)
가쪽복사(외과)
아래폄근지지띠(하신근인대)

긴엄지폄근
(장무지신근)

그림 6-2. 종아리의 근육과 힘줄

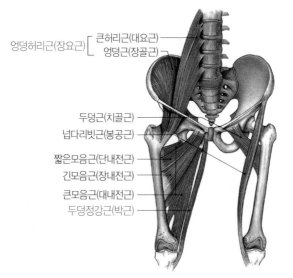

엉덩허리근(장요근) [ 큰허리근(대요근)
엉덩근(장골근)

두덩근(치골근)
넙다리빗근(봉공근)
짧은모음근(단내전근)
긴모음근(장내전근)
큰모음근(대내전근)
두덩정강근(박근)

그림 6-3. 척주와 골반의 근육

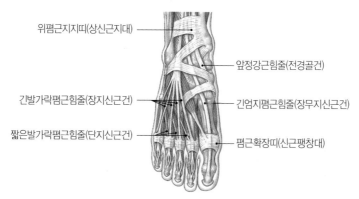

위폄근지지띠(상신근지대)

앞정강근힘줄(전경골건)

긴발가락폄근힘줄(장지신근건)

긴엄지폄근힘줄(장무지신근건)

짧은발가락폄근힘줄(단지신근건)

폄근확장띠(신근팽창대)

그림 6-4. 발등의 힘줄과 인대

추를 지지하는 엉덩허리근(장요근)에 영향을 주어 허리뼈(요추)를 보호한다. 발가락을 오무리면 [그림 6-2]의 앞정강근(전경골근)이 강화되면서 이어지는 [그림 6-1]의 넙다리근막긴장근힘줄이 강화된다. 또한 발가락을 오무리면 발바닥활(족궁) 스프링 기능을 살려 몸의 하중을 흡수하여 관절기능을 보호한다. 보폭을 넓게하여 걸으면 자세가 올곧아져 품격을 살려준다. 무릎의 넙다리근막긴장근 힘줄은 무릎관절과 척추를 보호하는 힘줄이다. 이 힘줄은 육안으로도 쉽게 확인할 수 있다. 무릎을 기역자 상태로 구부린 후 한 손으로 무릎의 양쪽을 만져보면 관절과 떨어진 넙다리근막긴장근 힘줄이 만져진다. 넙다리근막긴장근 힘줄은 무릎과 척추를 보호하는 기능을 한다.

[그림 6-4] 발의 뼈는 26의 뼈가 관절로 연결되어 기능을 한다. 뼈마디는 연골이 형성된 관절로 유연성있게 기능한다. 무릎에는 뼈와 뼈

를 연결하는 인대와 힘줄이 관절을 보호하는 기능을 한다.[그림 6-3]
의 골반은 넙다리근육이 골반을 지지하고 요추 5마디를 지지한다.

[그림 6-5]는 보행 4박자 리듬으로 보행하는 모션이다. [그림
6-6]는 등산을 하는 보행과 하산을 하는 보행의 동작이다. [그림

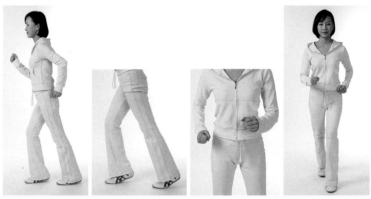

그림 6-5. 보행 4박자 리듬 동작

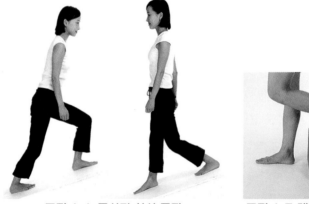

그림 6-6. 등산과 하산 동작

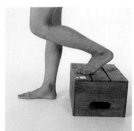

그림 6-7. 계단보행 동작

6-기은 계단을 오르거나 내려갈 때의 착지동작이다.

효과 : 전신이 올곧아진다. 무릎과 척추의 연골을 보호한다. 보행 품격을 유지한다.

보행 방법은 뇌 기능 발달에도 관여한다. 발가락의 관절과 뼈 그리고 근육 사이에는 세포막(cell membrane)이 있다. 세포막은 자극과 운동에 의해 이온작용을 하는데, 이때 에너지를 생성시킨다. 유아나 어린이가 '까치발'을 하고 걷거나 뛰는 경우를 종종 볼 수 있는데, 이처럼 까치발을 하고 자란 아이들은 하나 같이 학습력이 뛰어나다고 한다.

'걸음은 뒤꿈치로 걷는 것이 아니다. 뒤꿈치는 몸을 받쳐주는 기둥이다.'

대부분 보행할 때 뒤꿈치가 먼저 바닥에 닿도록 하면서 일자로 걸으라고 한다. 물론 보행 시에는 발뒤꿈치가 바닥에 먼저 닿는다. 하지만 이러한 보행방법은 무릎과 척추 관절에 무리를 주는 보행방법이다. 이는 간단하게 이치만 따져보아도 쉽게 알 수 있다. 몸무게를 뒤꿈치에 부하하면 발목관절, 무릎관절, 대퇴관절, 허리디스크 등에 무리를 주게 된다.

"걸음 방법을 잘 모르는 자여! 강아지 걷는 것을 보고 배워라."

## 위인들의 보행

### 루소

루소는 교육의 아버지로 불리며, 《에밀》을 통해 아동의 교육 과정이 자연을 통해 이루어져야 한다고 했다. 루소는 상상력과 창의성을 위해 매일 아침 산책을 하였다. 200년이 지난 현재에도 루소의 교육론은 추앙받고 있다.

### 추사 김정희

조선의 금석학자이며 최고의 명필인 추사 김정희(1786)는 자신의 걸음을 예술로 표현하였다. 그는 자신의 걸음 5,000보마다 한 가지씩 예술이 탄생한다고 하였다.

### 사도 바울

사도바울은 보행방법을 스스로 체득하였으며, 보행법의 지혜를 설파 하였다. "저는 다리를 곧게 세워 연약한 무릎을 세우다"(히브리서 12:12)처럼 무릎을 곧추세우고 걷는 싱코페이션 걸음법과 너무나 유사하다.

박정희 전 대통령은 역대 대통령 중 몸자세가 가장 올곧았다. 그의 앉는 방법이나 걷는 방법은 모범적이라고 평가할 수 있다. 몸자세는 지도자가 갖추어야 할 신언서판(身言書判)의 덕목이다.

## 뼈 건강

최원석 교수는 걸음은 뼈를 건강하게 하는 운동이라고 하였다. 뼈는 골수를 생성한다. 골수는 적혈구, 백혈구, 혈소판을 생성하여 혈액으로 보낸다. 특히 골반, 머리, 가슴 등 넓은 구조를 가진 뼈에서 골수를 많이 생성한다. 뼈를 튼튼하게 하는 요소는 영양소가 기본이지만 신체 운동과 햇볕도 중요한 역할을 담당한다.

일본 초등학생들은 지금도 반바지를 학생복으로 입고 있다. 태영호 국회의원에 의하면 북한도 반바지 교복을 입는다 한다. 반바지 교복은 햇볕 노출로 인해 다리뼈를 튼튼하게 만드는 육성방법이다. 그래서인지 일본인들은 무릎관절이 우리에 비해 굵은 것을 관찰할 수 있다. 우리나라의 학교에서도 반바지 문화로 청소년들의 뼈를 건강하게 만들 것을 제안한다.

## 건강 관련 평가

우리나라의 교육 제도상 청소년들의 건강과는 무관하게 교육이 진행되고 있다. 오늘날 학교에서 체력을 측정하는 기준은 달리기 및 턱걸이, 구기 종목에 의한 외형적 기준에 치우치고 있다. 필자는 학생들의 뼈 건강 측정을 체력 평가의 한 요소로 제안한다.

## 2. 앉기

앉기 4박자 리듬: 골반, 척추, 호흡, 머리

앉기 4박자 리듬은 골반을 사용하여 앉고 [그림 6-9]의 척추를 곧게 세우고 [그림 6-8]]의 대둔근으로 상체를 지지하며 척추호흡으로 머리를 들어 학습하는 방법이다.

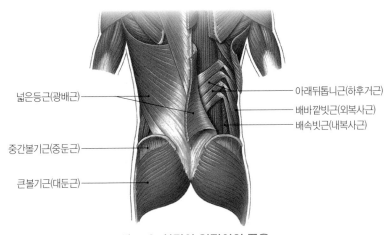

넓은등근(광배근)

중간볼기근(중둔근)

큰볼기근(대둔근)

아래뒤톱니근(하후거근)

배바깥빗근(외복사근)

배속빗근(내복사근)

그림 6-8. 허리와 엉덩이의 근육

효과 : 하체와 척추를 보호하고 학습에 도움을 준다.

앉는 자세는 평좌식, 의자좌식이 있다.

평좌식으로 앉으려면 그림의 [그림 6-10]처럼 절차적 좌식을 취하

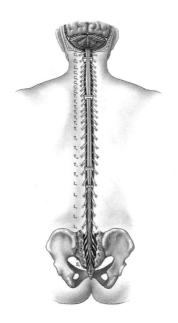

그림 6-9. 골반과 척주

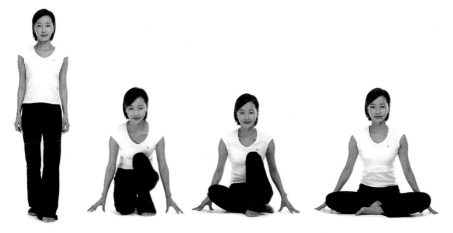

그림 6-10. 평좌식으로 앉는 동작

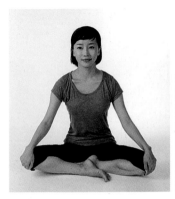
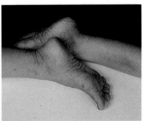

그림 6-11. 평좌식의 발 위치

며, 골반으로 앉는다. 이어서 [그림 6-11]처럼 뒤꿈치를 국소 중앙에 위치하는 양반다리를 하고, 골반의 양쪽을 균형 있게 배치한다. 이어서 요추를 좌우, 앞뒤로 움직여준다. 동시에 척추호흡으로 유산소 운동을 병행한다.

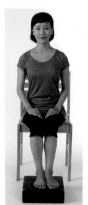
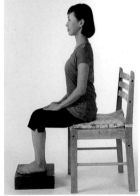

그림 6-12. 의자 좌식 동작

의자 좌식은 [그림 6-12]처럼 골반과 척추를 올곧게 세우고 엉덩이 근육으로 의자에 앉는다.

일반적 의자에 앉는 좌식은 넙다리근육이 의자에 닿게 앉는다. 이 방법은 넙다리근육이 스트레스를 받아 다리를 꼬게 된다. 다리를 꼬는 자세는 골반비정형 현상이 나타난다. 인간의 골반 구조는 좌식으로 살아가도록 설계되었다. 여성의 골반은 남성에 비해 엉덩이 부분이 넓은데, 그래서 여성이 남성보다 오래 앉아 있을 수 있다.

TV에서 뉴스를 진행하는 앵커들의 앉은 자세를 보며 앉는 자세를 수정해 나가도 좋을 것이다.

## 3. 서기

### 서기 4박자 리듬 : 발가락, 무릎, 척추, 머리

서기 4박자 리듬은 신체의 균형을 잡아주어 서 있는 동안에 자세를 유지시켜 준다.

직립 시 [그림 6-13]의 발가락을 오므리고 무릎을 뒤로 밀면서 척추와 머리를 올곧게 위치한다.

효과 : 신체의 균형을 잡아주어 직립자세를 오래 유지할 수 있다.

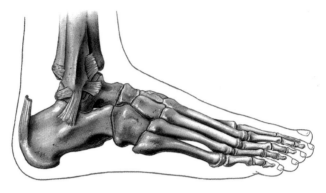

그림 6-13. 발과 발가락의 뼈

[그림 6-14], [그림 6-15]는 직립할 동안 발바닥 동작을 보여준다.

[그림 6-16], [그림 6-17]는 인체의 골격과 근육을 보여주는 그림
이다.

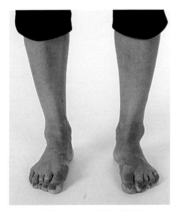

그림 6-14. 직립 동작

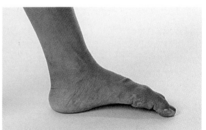

그림 6-15. 발바닥활 동작

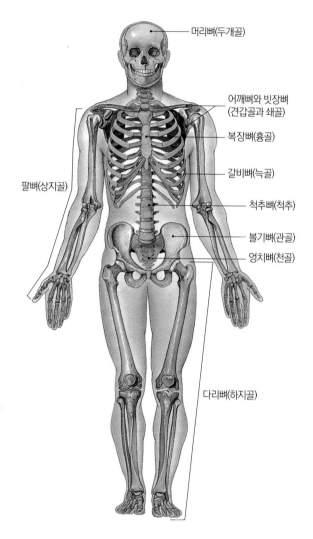

머리뼈(두개골)

어깨뼈와 빗장뼈
(견갑골과 쇄골)

복장뼈(흉골)

갈비뼈(늑골)

팔뼈(상지골)

척추뼈(척추)

볼기뼈(관골)

엉치뼈(천골)

다리뼈(하지골)

그림 6-16. 전신의 뼈

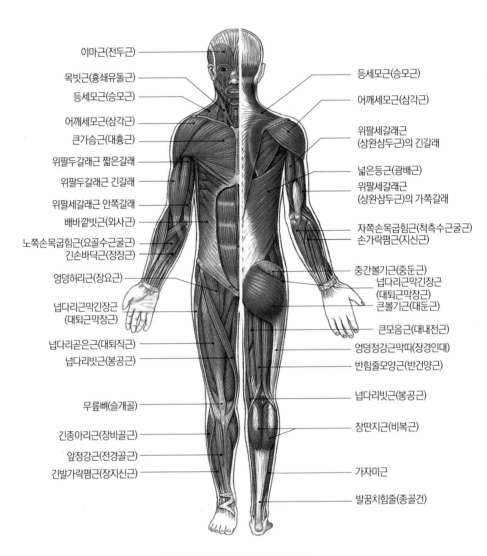

이마근(전두근)

목빗근(흉쇄유돌근)

등세모근(승모근)

어깨세모근(삼각근)

큰가슴근(대흉근)

위팔두갈래근 짧은갈래

위팔두갈래근 긴갈래

위팔세갈래근 안쪽갈래

배바깥빗근(외사근)

노쪽손목굽힘근(요골수근굴근)

긴손바닥근(장장근)

엉덩허리근(장요근)

넙다리근막긴장근
(대퇴근막장근)

넙다리곧은근(대퇴직근)

넙다리빗근(봉공근)

무릎뼈(슬개골)

긴종아리근(장비골근)

앞정강근(전경골근)

긴발가락폄근(장지신근)

등세모근(승모근)

어깨세모근(삼각근)

위팔세갈래근
(상완삼두근)의 긴갈래

넓은등근(광배근)

위팔세갈래근
(상완삼두근)의 가쪽갈래

자쪽손목굽힘근(척측수근굴근)

손가락폄근(지신근)

중간볼기근(중둔근)

넙다리근막긴장근
(대퇴근막장근)

큰볼기근(대둔근)

큰모음근(대내전근)

엉덩정강근막띠(장경인대)

반힘줄모양근(반건양근)

넙다리빗근(봉공근)

장딴지근(비복근)

가자미근

발꿈치힘줄(종골건)

그림 6-17. 인체 앞 뒤의 근육

## 4. 조깅

조깅 4박자 리듬 : 발가락, 무릎, 호흡, 속도

조깅할 때는 [그림 6-18]처럼 발가락을 오므리고 무릎관절을 뒤로 밀고 바운딩하듯 몸을 가볍게 하며 보폭을 넓힌다. 바닥에 닿는 뒷발로 몸을 가볍게 앞으로 민다. 그리고 척추호흡으로 폐 기능을 활성화시킨다. [그림 6-19]은 종아리근육과 조깅 시에 발가락 착지를 보여준다.

효과 : 몸이 가벼워진다. 폐활량이 좋아진다. 맥박수가 안정적이다.

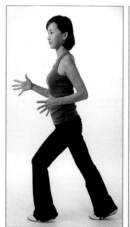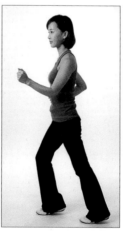

그림 6-18. 조깅 동작

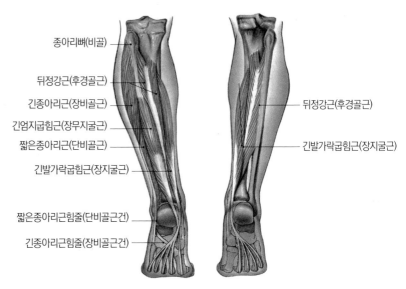

종아리뼈(비골) —

뒤정강근(후경골근) —

긴종아리근(장비골근) —

긴엄지굽힘근(장무지굴근) —

짧은종아리근(단비골근) —

긴발가락굽힘근(장지굴근) —

짧은종아리근줄(단비골근건) —

긴종아리근줄(장비골근건) —

— 뒤정강근(후경골근)

— 긴발가락굽힘근(장지굴)

그림 6-19. 종아리와 발바닥의 근육과 힘줄

달리기는 원시 시대에는 생존을 위한 수단이었지만, 문명이 발달한 오늘날에는 스포츠로 자리 잡았다. 건강을 위한 조깅(jogging)은 100m를 55초에 달리는 것을 기준으로 한다.

조깅은 생체리듬과 전신의 에너지 충전이 최적화되는 운동이다. 조깅에서 15분 이내가 생체리듬을 살린다. 45분 동안 운동한다고 가정하면 15분은 워밍업 현상이 나타나고, 이후 15분은 에너지가 최적화되는 시간이고, 나머지 15분은 정신력에 의해 유지된다고 한다. 축구경기에서 전 후반 45분을 뛰는데, 이는 이러한 운동 시간의 메커니즘을 반영한 것으로 볼 수 있다.

조깅은 관절 및 인체의 모든 세포를 활성화시키며 생체리듬을 살려, 생활에 활력소를 만들어 준다.

일반인의 평균 맥박은 분당 60회 정도이다. 그러나 건강한 심장은 1분에 50~55회 정도라 한다. 마라토너 황영조의 평균 심박동은 1분에 45회라고 한다.

## 5. 운전

### 운전 4박자 리듬 : 시트, 자세, 양발, 좌우 확인

운전할 때는 시트는 몸에 맞아야 한다. 그리고 자세는 가급적 두다리를 일직선으로 하여 순간적인 동작이 가능하게 한다. [그림 6-20]에서 오른발이 가속페달을 밟을 때 동시에 왼발은 받침대를 밟는 양발 모션을 보여준다.

효과 : 시야가 넓어진다. 차에서 내릴 때 발목 저림을 방지한다. 순간 기민성을 발휘한다. 목운동과 함께 방어운전과 안전운전이 된다.

운전자의 균형있는 자세는 사고에 대처하는 순간 동작에 영향을 끼친다. 오토매틱은 주행 시 한쪽 발만 사용하게 된다. 그렇기 때문

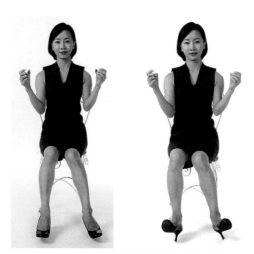

그림 6-20. 운전자세에서 발 사용 동작

에 장시간 운전을 하면 한쪽 다리가 저리는 현상이 나타나며, 심지어 차에서 내릴 때 왼발이 땅을 디디는 순간 발목을 다치기도 한다. 양 발을 동시에 사용하는 방법은 양 발의 균형을 유지하며 발저림을 예방한다.

　운전을 하면서 눈으로 직접 사물을 확인하는 것이 좋다. 백미러를 볼 때에 머리를 돌려 좌우를 살피는 동작은 안전 운전에 도움을 준다. 독일의 경우 백미러보다 두 눈으로 좌우를 살피는 운전을 권장한다.

## 6. 신발

미국의 정형외과 발관절 학회에서는 신발을 고르는 10가지 사항을 제시하였다.

1. 신발 제조회사마다 신발의 크기가 다를 수 있으니 치수에 의존하지 말고 발에 맞는 신발을 선택하라.
2. 나이가 들수록 발의 폭이 변하므로 신발을 살 때마다 발을 측정한다.
3. 발뒤꿈치와 발 앞이 발에 잘 맞는 신발을 선택하는 것이 좋다.
4. 양말의 두께를 참고하여 신발 크기를 선택하라.
5. 발이 커지는 저녁때에 신발을 선택하는 것이 좋다.
6. 선 자세로 발을 재고, 발길이 보다 1.3cm(내부) 정도 긴 신발을 선택한다.
7. 신발의 등 부분이 약간 헐렁한 것이 좋다.
8. 신발이 늘어날 것을 생각하지 말고, 구입 시점에서 맞는 것을 선택한다.
9. 발가락 부위와 뒤꿈치 부위가 잘 맞는 것을 선택한다.
10. 구입 전에 신을 신고 직접 걸어본 다음 편한 신발을 구입한다.

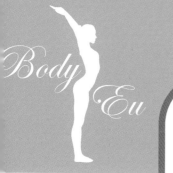
# 일곱 번째 기능 - 지혜인간

지식은 끝이 없으나, 지혜는 깨달음이 있다.

## 1. 지혜의 이해

뇌에는 인지능력을 관장하는 전두엽, 두정엽, 측두엽, 후두엽이 있다. 그리고 뇌 안에는 해마가 있어 모든 기억을 관장하고 있다. 그리고 뇌 뒤에는 소뇌가 있어 생명을 유지하는 호흡과 운동신경을 관장한다. 수면이 뇌 에너지를 충전한다면 학습은 뇌 에너지를 소비한다.

뇌의 무게는 평균 1.3kg 정도이다. 체중이 65kg이라면 체중대비 뇌 무게는 50분의 1일이다. 그리고 인체가 소비하는 산소는 뇌가

25%이고, 나머지 신체가 75%를 소비한다.

그동안 인간은 뇌의 기능적 사용보다 기억력에 치중하여 암기주입식 학습을 지향해 왔다. 학습 4박자 리듬은 뇌 기능과 에너지 소비량을 숙지하고 의식운동 방법에 따라 기능다중지능(FMI : Function Multiple Intelligence)의 창의력을 높일 수 있다.

### 진화사례

1920년 어느 날, 인도에서 고아원을 운영하는 싱 목사는 늑대에게 키워진 여아 둘을 발견하였다. 한 아이는 2세 아말라이고, 한 아이는 8세 카말라다. 그들은 늑대의 젖을 먹고 늑대가 사냥해온 고기를 먹으며 자랐다. 그리고 네 발로 다니며 늑대가 우는 시간에 맞추어 하루 세 번씩(오후 10시, 새벽 1시, 3시)울음소리를 내었다고 한다. 사람들은 두 아이를 정성껏 교육했으나 인간의 정서와 신체 사용, 언어 장벽을 넘지 못하고 아말라는 2년을, 카말라는 9년을 살다가 죽었다고 한다.

아말라가 죽은 것을 알게 된 카말라는 슬픈 감정을 내비치며 울었다. 그들은 평소 50단어 정도만 사용하여 생각을 표현하였다고 한다. 이 사례는 인지능력은 후천적 학습에 의해 발달이 가능하다는 것을 시사한다.

## 2. 과학적 학습

학습 4박자 리듬

◉ 표준자세 : 몸 균형에 맞는 의자와 책상을 사용한다

◉ 뇌 의식운동 : 좌뇌 우뇌 후두엽 기능학습

◉ 질문 : 질문 주도 학습

◉ 사전과 친구 : 어휘력 학습

학습에서는 눈의 기능이 가장 중요하다. 시신경은 안구의 상이 X 자 형으로 뇌에서 교환되어 전달된다. 왼쪽 안구 시신경 정보는 오른쪽 뇌로 연결되어 후두엽에 이른다. 오른쪽 안구 시신경 정보는 왼쪽 뇌로 연결되어 후두엽에 이른다. 기능적 학습법에서 리딩(reading)은 왼쪽에서 오른쪽으로 뇌를 의식하며 읽는다. 리스닝(listening)은 오른쪽에서 왼쪽으로 뇌를 의식하며 듣는다.

[그림 7-1]은 시신경 구조를, [그림 7-2]는 뇌의 구조를 보여준다. [그림 7-3]은 뇌학습 운영에서 리딩은 좌뇌에서 우뇌로 돌리면서 글을 읽으며, 리스닝은 우뇌에서 좌뇌로 돌리면서 듣는다. [그림 7-4]는 리스닝(듣는)자세이며, [그림 7-5]는 리딩(읽는) 자세이다. 학습자세는 뇌 기능에 매우 중요하다.

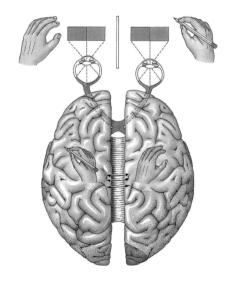

그림 7-1. 시각과 뇌 기능

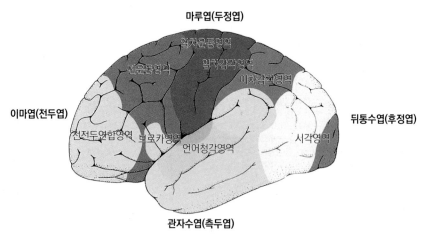

그림 7-2. 뇌의 구조

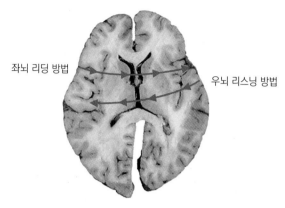

좌뇌 리딩 방법        우뇌 리스닝 방법

그림 7-3. 의식적 뇌 사용 방법

효과 : 학습 4박자 리듬은 뇌가 입체적으로 발달하면서 뇌 가소성을 향상시시키는 기능을 한다. 뇌 가소성은 뇌의 뉴런과 시냅스가 외부에서 들어오는 정보에 반응하고 융합하는 뇌 작용이다. 뇌 가소성은 긍정적 창의력과 학습력을 향상시키며 장기적으로는 뇌 수명을 연장시키는 효과도 있다.

표준자세

수업 시 가장 좋은 자세는 학생과 선생님의 눈이 마주치는 자세이다. 먼저 책상과 의자의 높이가 학생에게 맞아야 한다. 이를 위해서는 교실에서 학생의 자리 배치가 중요하다. 칠판을 중심으로 키와 시력 순으로 책상과 의자를 배치한다. 의자는 평의자에 방석을 사용하면 좋다. [그림 7-4]와 [그림 7-5]처럼 다리는 기역자를 취하고, 엉덩

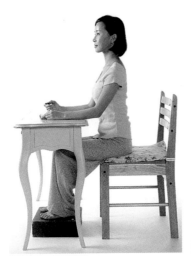

그림 7-4. 학습자세

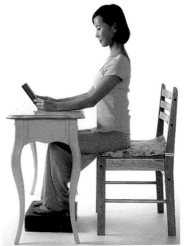

그림 7-5. 리딩자세

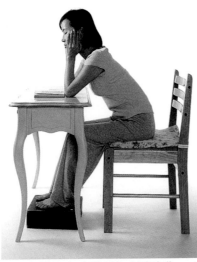

그림 7-6. 수업시간 수면자세

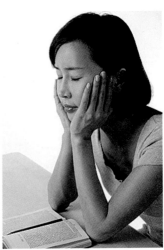

그림 7-7. 수면자세

이만 의자에 착상되고 등은 등받이에 기대지 않아야 한다. 머리를 들어 중심을 잡아 신체적 불균형으로 소비되는 에너지를 줄인다.

그리고 수업시간에 졸음이 오면 [그림 7-6]처럼 허리를 곧추세우고 양팔꿈치를 책상 위에 올린 후, [그림 7-7]처럼 두 손을 모아 손바닥으로 턱을 괴고 순간 단잠을 취한다. 숙면은 뇌에 에너지를 충전시켜 학습에 도움을 준다.

### 뇌 의식학습

미국미네소타대 의대 뇌 과학자 김대식 박사는 뇌 기능학습방법은 전두엽의 자극에서 후두엽을 자극하는 과정으로 발전하는 것이 가장 이상적인 학습법이라 하였다.

뇌의식 수업은 들을 때는 오른쪽 뇌에서 왼쪽 뇌 방향으로 돌리면서 소리를 듣는다. 글을 읽을 때는 반대로 왼쪽 뇌에서 오른쪽 뇌 방향으로 돌리면서 글을 읽는다. 두 뇌 사이에는 교량이 있어 정보를 공유하며 융합하여 기억창고에 보관한다. 의학적으로 우뇌는 공간(예술)능력을 담당하고, 좌 뇌는 암기(계산) 능력을 담당한다. 소리를 들을 때나 글을 읽을 때 뇌를 의식적으로 사용하는 것이 기능적 학습법이다. 뇌의식 수업은 좌뇌의 기능과 우뇌 기능을 융합한 학습론이다.

### 뇌 과학적 명상

명상의 기본 조건은 혼란스런 생각과 걱정을 가두어야 한다. 명상

방법은 개인마다 종교마다 각기의 좋은 방법을 수행한다. 뇌 과학적 명상기능은 좌뇌와 우뇌에 있는 정보를 후두엽에 가두는 의식기능이다. 생각가둠 명상은 학습력과 창의성과 관련이 있다. 명상 자세는 앉는 자세나 잠자듯 눈을 감고한다. 자세한 방법은 수면루틴 7조를 참조하라.

### 장난과 창의력

장난은 영어로 놀다(play, mischief)이다. 즉, 또래들과 놀면서 경험을 통해 장래에 리더가 되기 위한 과정이다. 장난은 협동정신이 증진되는 운동으로 창의력을 키워준다. 장난은 신체와 정신 그리고 창의력을 발달시킨다. 장난은 아이들이 놀다가 사고를 치는 소극적 의미가 아니다. 유아, 아동, 청소년 등은 장난을 통해서 건강을 증진하며 신체와 정신을 발달시킨다. 아이들은 친구들과 놀이를 하면서 친근감이 형성된다. 미국 속담에 '공부만하고 놀지 않는 아이는 바보가 된다'라는 말이 있다.

### 생각의 속도

20년 전 빌 게이츠는 《생각의 속도》에서 21세기는 생각의 속도가 모든 것을 결정하며, 생각은 빛보다 빠르다고 하였다. 그러면서 앞으로의 10년은 지난 50년보다 빨라져 인간의 두뇌 발전과 함께 상용 비즈니스에 대응해야 한다고 하였다. 그는 기업의 가치는

IQ(Intelligence Quotient)의 지식이 경영할 것을 제시하였다. 그의 말대로 컴퓨터 덕분에 현대를 살아가는 세계인은 고도의 지식과 편리함을 공유하며 살아간다.

생각의 각도

생각의 각도는 지능지수(IQ : Intelligence Quotient)와 감정지수(EQ : Emotional Quotient)를 융합한 기능다중지능(FMI : Function Multiple Intelligence) 뇌 운영학습이다. 그동안 학습에서 기능학습보다는 이론학습을 우선하였다. 그러나 뇌기능을 활성화시키는 학습이 우선되어야 창의성으로 발전한다고 본다. 하버드 대학교 다중지능이론의 창시자 하워드 가드너(Howard Gardner)는 심리학자이며 교육자이다. 그는 창의력은 외로운 자기와의 시간과 노력에서 창출된다고 하였다. 창의력은 유행 따라 변하는 것이 아니고 100년이 지나도 가치를 유발한다고 하였다. 학습 시에 뇌 안에서 한 대의 컴퓨터를 사용하는 자와 여러 대의 컴퓨터를 사용하는 자가 있다고 가정하면, 한 대를 사용하는 뇌와 여러 대의 컴퓨터를 사용하는 뇌는 창의력 발전에서 차이가 나타난다고 한다.

한국은 아직 유교 문화를 벗어나지 못해 실수를 인정하지 않는 관습이 있어, 창의력을 살리는 교육이 어렵다고 하였다.

기능다중지능(FMI) 학습은 컴퓨터 작업에 있어서 3D(쓰리디)기법의 좌표축의 가로 세로 높이의 3면을 입체적 공간으로 표현하는 이치다.

요즘 3D 컴퓨터 기능은 인간이 필요한 제품을 정교하게 표현하고 만들어낸다.

필자는 FMI 학습을 발전시키는 뇌운영 학습을 소개하였고, 자폐 청년에게 좌뇌 우뇌를 의식으로 사용하게 한 결과 자폐증을 개선시킨 논문을 발표하였다. 발표하였다. FMI 학습은 뇌 가소성을 높여주는 뇌 과학적 학습이다.


## 질문 학습

질문은 학생의 권리이자 기본이다.

질문은 학습효과를 증진시킨다. 우리나라 어머니는 학교에서 무엇을 배웠냐고 물어보신다. 반면에 유대인의 어머니는 학교에서 무엇을 질문하였느냐고 물어보신다. 독자는 방과 후 돌아 온 자녀에게 어떤 질문을 던지는가?

이제 선생님 중심(주입식) 수업에서 학생중심(질문식) 수업으로 개선되어야 한다. 질문수업 효과는 학생들이 자부심을 가지게 되고 이해의 폭이 넓어진다. 또한 선생님은 자연스레 공부를 많이 하게 되며, 수업이 즐거워진다.


## 동아리 학습

동아리 학습은 깨달음(understand)이다. 동아리 학습 방법은 다음과 같다. 동아리 구성은 학습력이 뛰어난 학생과 저하된 학생을 혼합하여 반을 편성한다. 그리고 학습력이 좋은 학생이 주도하여 친구들을 가르치게 한다. 선생님은 그 시간에 학습력의 부족한 분반에 부족함을 돕는 멘토 역할을 한다.

동아리 학습효과는 협동심과 공감대가 형성되면서 서로를 이해하게 된다. 특히 수평학습에 서열을 자연스럽게 나타나는 효과가 있다. 평등교육이란 개인마다의 달란트를 발견하고 발전시키는 동아리학습이다.

문법 학습

문법은 문자의 구조이다. 말은 언어의 구성이다. 문법을 명료하게 정리하여 초·중·고등학교 국어 교과서 앞장에 기술하면 국어 학습효과가 더욱 발전할 것이다.

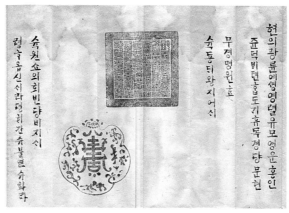

그림 7-8. 숙종의 한글 편지

한글은 훈민정음부터 언문과정을 거쳐 갑오개혁(1884)을 주도한 유길준, 지석영, 주시경 등이 한글을 연구하면서 최현배(1894~1970)가 소리갈(음성론), 씨갈(품사론), 월갈(문장론)을 정리하여 발전하였다. 그러니 지금의 한글은 백년 정도의 역사로 발전하고 있다. 국어사전도 남한과 북한 국문학자들이 함께 연구하여 우리말과 한문 그리고 외래어를 구분하여 편찬하길 제안한다.

기억 학습

독일의 심리학자 에빙하우스(Ebbinghaus)는 단기 정보입력과 장기 정보입력을 실험하였다. 실험방법은 알파벳의 BAF, XEH, LOZ 등과 같이 그동안 사용되지 않는 단어를 실험 대상자에게 기억하도록 하였다. 이는 그동안 접하지 않은 단어로 기존 학습에 영향을 받지 않게 하기 위해서였다. 그는 망각(忘却)과 파지(把持, 정보를 꼭 움켜짐)율을 함께 나타냈다. 결과는 철자를 외우고 난후 8시간이 지나면 외운 철자의 60% 이상을 망각한다. 그러나 철자를 외우고 한 시간이 지나면 60%가 기억되고, 4시간이 지나면 45%가 기억되고, 8시간이 지니면 40%가 기억된다. 그리고 1~5개월이 지나면 20% 정도가 기억에 남는고다 한다. 하지만 예습을 하면 수업 내용이 뇌에 쏙쏙 입력된다.

2002년 하우스만 연구에 의하면 사춘기 시기 여성은 남성보다 뇌의 좌뇌 우뇌 양쪽을 골고루 사용한다고 하였다. 그래서인지 남성보다 여성이 일찍 철이 든다.

## 3. 기본적 학습

### 성교육 학습

사춘기(adolescence)는 남녀의 성이 종족을 번식할 수 있는 생식기 기능이 발달하는 시기다. 사춘기 여성은 에스트로겐과 프로게스테론 호르몬이 생성되어 임신을 할 수 있는 권리를 갖는다. 남성은 테스토스테론이 생성되어 2차 성징(사춘기)이 나타나면서 생물학적 성인의 자격을 갖춘다. 이때 갑상연골이 돌출되어 변성을 한다.

필자는 성인의 성교육보다는 청소년들의 성교육 관점에서 다루고자 한다.

성교육의 대상자는 여성이 아니라 남성이 우선 교육되어야 한다. 청소년기 남아들은 육체적 성장과 함께 성호르몬이 왕성한 질풍노도의 시기이다. 사춘기에 접어든 청소년기는 생리의 변화에 의한 성충동이 강하게 나타나는 시기다. 청소년들의 성충동을 관리하려면 운동과 학습이 동시에 이루어져야 한다. 운동은 생리적 혈기를 잠재우며 신체를 단련시키는 성장기의 필수 조건이다. 성교육은 지구가 끝나는 날까지 숙제다.

### 경제 학습

경제의 뜻은 경세제민(經世濟民)으로 세상을 편하게 하여 백성을 구하는 뜻이다. 영어의 경제(economic)는 절약의 뜻이 있다. 세계가 글로벌화 되는 경제사회 중심에는 금융이 주도하고 있다. 앞으로 초등학교부터 고등학교까지 금융교육을 시작해야 한다. 즉 돈의 가치를 학생 스스로 느끼게 해야 한다.

우리 경제는 핵가족 시대로 청소년들이 개인주의적 가정이 보편화되어 있다. 작금 학생들의 경제의식은 물질만능주위로 변하였다. 이는 부모들이 학습자의 모든 문제를 돈으로 풀어가려는 의식구조가 전위된 것이다. 학습자들의 경제학습은 상술의 대상이 아니라 성장과 성숙의 실물경제 차원이다. 그들에게 무엇을 먹을까, 무엇을 입을까 걱정시키는 사회는 후진국 형이다. 그들에게는 오직 육체와 정신이 건강하게 되는 방법을 구현하는 사회를 만들어 주어야 한다.

우리나라의 현실은 공교육의 비용이 30%이고, 나머지 70% 정도는 사교육비이다. 이러한 교육체계는 개인은 물론 국가의 경제손실이다. 글로벌시대를 살아가는 청소년들의 경제학습은 청소년들의 미래를 위해 절실하다. 먼저 투자와 투기에 대한 명료한 이해를 가르쳐 주어야 한다. 그리고 학습자의 개인 통장을 개설해준다. 그리고 학습자가 지출되는 금전출납부를 일기처럼 기록한다. 금전출납 일기는 학습자에게 경제를 깨닫게 해준다.


준법 학습

준법이라 함은 사람과 사람 사이에 정하여진 행동이나 의식의 기준을 정하여 지키게 하는 법을 말한다. 이러한 법을 만들고 처벌하는 기관이 사법기관이다. 법을 지키고 살아가는 주인공은 전 국민임에도 불구하고 초등, 중등, 고등, 대학 등의 교육에 부재한 오늘의 현실이다.

예컨대 운전면허증을 받기 위하여 필기와 실기 시험을 거쳐야 한다. 하지만 초등학교부터 교통의 원리와 이론을 가르치며 위법을 할 경우 처벌의 기준을 알려준다면 교통질서를 이해하고 지킬 것이다. 교통질서는 국민 모두가 지켜야하는 필수법이기 때문이다. 또한 청소년기에는 청소년법을 알려주면서 처벌에 관한 내용을 알려준다면 청소년 범죄가 줄어들 것이다.

대학에서도 생활 속의 민법과 형법의 기초적인 법 지식을 가르칠 때 범죄율이 줄어들고 사회적 비용이 줄어드는 효과를 볼 수 있다. 미래 사회는 법이 지배하는 구조로 살아가게 된다.


봉사 학습

"봉사는 애국의 척도이다." 자본주의에서는 빈부격차가 있는 것이 기본경향이다. 이러한 빈부격차를 줄이는 교육방법은 공동체 의식을 심어주는 교육이 되어야 한다. 예컨대 이명박 대통령에게 청년기 어려운 시절에 할머니의 감기약과 청계천 헌책방 사장님의 도움이 없었다면, 오늘의 대통령이 될 수 없었을 것이다. 또래나 개인의 도움은 이렇게 사회에 대한 감사 정신을 일깨워주는 큰 의식을 갖게 한다. 과거 우리나라 학생들이 60~80년에 미국으로 유학을 가서 미국의 장학금을 받아 공부한 결과 다양한 분야에서 훌륭한 지도자들이 배출되었다. 이러한 경제의 보조를 받아 공부하여 성공한 지도자는 그 보은을 위해 개인과 국가에 감사하며 이웃을 위해 봉사하는 의식 구조가 형성된다. 또한 자신을 공부시켜준 기관을 위해서 발전기금이나 장학금을 보내게 된다. 필자도 70년 초 재건중학교 1학년을 다닌 적이 있다. 이때 한송욱 군인 선생님이 봉사정신로 우리를 가르치셨던 기억이 있다.

교사 의무

교사의 건강은 몸도 맘도 건강해야 한다. 학생들과 체육시간을 함께하는 것도 큰 유익을 가져다준다. 선생은 학생에게 차별 없이 행동하는 사랑을 하라. 행동하는 사랑은 뜨거운 마음으로 성실하게 대해주는 표현이다.

선생의 지식은 자신의 전문과목을 넘어 학생들이 처한 입장에서 학생들이 질문하는 내용을 숙제로 삼아 공부하여 소상히 알려주어야 한다. 그 질문이 엉뚱한 것이라도 상관하지 말아야 한다. 질문하는 학생은 큰 용기를 내고 질문을 하기 때문이다. 그러면 그 학생은 마음을 열고 선생님을 존경할 것이다.

교사가 학생의 부모와 대화는 교육의 모범 답안지다. 항간에는 촌지 문제로 학부형과 만남이 단절된 현실이다. 그러나 의연한 교육에 목적을 두고 학부형을 만나서 학생의 전반적 상담을 하라. "밤 말은 쥐가 듣고 낮말은 새가 듣는다."

이는 진정한 스승의 자유가치이며 책임이다.


### 인간미 있는 교사

학교(초, 중, 고)는 현실적으로 문제되는 학생들의 생물학적 문제의식을 깊이 숙고해야 한다. 학교의 무생물 인격은 조직과 커리큘럼으로 운영된다. 그러나 학교의 존재는 학생이 주인이고 학생이 중심이 되어야 한다. 그런데 학교는 지식적 학습에 치우쳐 지·덕·체 교육을 수행한다.

학교는 학생들의 체육을 중심으로 체·지·덕 학습을 이어가야 한다. 학생이 줄어드는 현실에서 학생들의 건강상태가 나약하다면 이는 재앙이다. 학생들에게 체육을 우선하라. 그러면 활기가 넘칠 것이다. 다음으로 학생들에게 먼저 인사를 하라. 그것도 환한 얼굴을 보이면서. 이는 행동하는 사랑이다. 그러면 학생들에게 존경을 받을 것이다. 존경에는 공짜가 없다. 교사는 학생을 지혜 인간으로 성장시키는 안내자이다.

## 4. 인사

인사는 향기 바이러스다.

### 인사의 4박자 리듬 : 인사, 반사, 감사, 만사형통.

심리학자인 알베르트 메라비안은 바디랭귀지(body language) 반응을 얼굴표정 55%, 발성 38%, 발음 7%라고 하였다. 인사는 반사되어 감사로 돌아오고 감사는 만사형통을 가져온다. 인사는 엔도르핀을 극대화시켜주는 바디랭귀지이다. 얼굴은 마음의 거울이고 소리는 감정의 거울이다. 인사는 마음과 감정을 상대에게 비쳐지는 거울이다.

옛말에 "웃는 얼굴에 침 못뱉는다."는 말이 있다. 인사는 인간관계를 친밀하게 형성하는 행동심리이다.

우리말 인사는 "안녕하세요!"다. 영어와 일본어도 "Hi"(하이)이다. 중국어는 "니하우", 러시아어는 "즈드라스브이체!" 필자는 이참에 인사말을 신조어를 제안한다. 건강한 발음의 'H'와 'ㄹ' 발음을 살려 "Hari(happy rich, 행복한 부자)", "하리!"를 제안한다.

# 5. 관혼상제

### 백일잔치

태생 후 백일은 인체가 직립보행을 하는 최소한의 기간이다. 백일잔치는 생체적으로 직립보행과 인지능력을 축하하는 의식이다.

### 결혼식

혼인은 인생에서 가장 즐거운 잔칫날이다.

결혼은 성인 남녀가 만나 부모를 떠나 한 가족을 이루어 생육하고 번성하는 성스러운 예식이다. 결혼은 혼인신고를 시작으로 한 가족의 구성이 법적으로 실효된다. 외국에서는 결혼에 앞서 남녀의 건강진단서와 혼인증명서를 주례자(목사나 신부)에게 제출한다. 이는 가족력과 재혼의 여부를 확인하는 절차이다. 마지막으로 주례자는 위 증명서를 확인한 후 이의가 없다는 확약을 받고 결혼증서를 부여한다. 그러나 우리나라는 동정 문화가 발달하여 위의 3가지 원칙을 지키지 않는 경향이 있다. 이러한 경우엔 속아서 결혼하는 확률이 발생한다. 우리나라도 하루속히 건강진단서, 혼인증명서 등을 피차가 확인하는 제도를 만들 필요가 있다.

### 장례식

장례식은 고인을 위한 가장 엄숙한 예식이다.

장례는 정신적 문화요소이다. 부모를 공경하라는 인류의 보편적 진리를 지속하는 의미를 담은 예식이다. 예식의 과정에서 입관식과 염식(수의) 가장 엄숙한 예식이다. 수의문화는 세모시와 옥양목 그리고 비단으로 수의를 만들어 부모의 무병장수를 위하여 미리 준비하였다. 조선시대 굵은 삼베수의는 살아생전 죄를 많이 지은 망자에게 입혀 보낸 것이 오늘날 삼베수의 전통이다. 굵은 삼베수의 문화는 일제 강점기 효 말살정치의 일환이다.

우리의 장례문화와 선진국의 장례문화를 비교하며 실용적 유산으로 기억되는 장례문화를 제안한다.

1. 고인의 살아 생전 기록을 책으로 출간하여 가족의 족보로 보관한다.

2. 선진국처럼 가족과 친지 및 지인이 중심이 되어 예식을 치르자.

3. 수의 이름을 '효의'로 바꾸자. '효의'의 시조는 정조의 왕비 '효의황후'이다.

4. 수의 문화를 고인이 즐겨 입던 의복이나 자연황토섬유로 디자인을 개선하자.

5. 입관식이나 하관식 예배 때에 전문 가수가 레퀴엠(안식가)을 부른다.

# 6. 앎의 과정

생각의 속도는 지식을, 그러나 지식은 끝이 없다.

생각의 각도는 지혜를, 그러나 지혜는 돌고 돈다.

앎의 9단계를 소개하면 다음과 같다.

무식, 의식, 인식, 지식, 상식, 학식, 도식, 선식, 성식이다.

① 무식(Ignorance)은 사람이 문화나 문명을 시각과 청각에 의해서 전수하며 살아가는 자연적 삶을 말한다. 무식은 인간의 문명을 발전시키지 못한다. 그러나 문명과는 관계없이 희로애락을 즐기는 지혜를 엿본다.

② 의식(Consciousness)은 삶을 영위하면서 생각을 각인시키는 심리다. 각인은 이성적, 감성적 판단이 고착된 대로 인식하여 행동하는 정신이다. 그래서 한번 각인된 이데올로기는 편협한 사고를 가질 수 있다. 의식은 경우에 따라 악이 될 수도 있고 선이 될 수 있다. 즉 의식은 편향된 양심의 척도이기도 하다.

③ 인식(Recognition)은 의식의 상태에서 인간의 언어나 글을 통해 기억된 정보를 이해하며 분석한다. 인식은 지식의 초기 단계이다.

④ 지식(Knowledge)은 인식의 상태에서 배움을 통해 지식을 쌓는 것인데, 일상지식과 전문지식이 있다. 지식은 인식을 체계적으로 지속시킨다.

⑤ 상식(Common Sense)은 의식과 인식 그리고 지식이 정립되어 유용하게 사용되는 보편적 관습을 말한다. 상식이 통하는 사회나 인간관계는 법과 질서가 앞서지 못한다. 상식은 법보다 앞선다.

⑥ 학식(Scholarship)은 학문을 연구하여 이론을 설계하는 방식이다. 즉 박사 수준의 전문적 지식을 말한다. 박사는 학문과 과학을 발전시키는 학자의 자격이다.

⑦ 도식(Artship, 道識)은 세상의 모든 이치를 경험이나 지식 또는 직감으로 깨달음의 경지를 말한다. 선과 악의 행동은 동등하게 해당된다. 도식은 세상을 밝히는 경지에 도달한 앎이다.

⑧ 선식(Goodness, 善識)은 악과 선을 구별하여 악을 버리고 선을 실천하는 지고적 지식 및 행동을 말한다. 악의 요소 욕심, 질투, 증오, 미움을 삶 속에 적용하지 않고 도리어 용서하는 용기를 소유한 자아실현이다. 선은 땀의 소산, 평화, 사랑, 평등, 긍휼, 영혼구원 등을 실천하는 지고함을 말한다.

⑨ 성식(Sacredness, 聖識)은 정조의 관념 위에 지고한 앎이다. 성인은 자기의 이익을 구하지 않고, 선지적 예언을 하며 이를 전수한다, 그가 땅에 존재하지 않을 때 성인이라 추앙을 받는다. 소크라테스는 철학을 위하여 독사발을 받았고, 예수는 사랑을 위하여 십자가에 못 박혔다. "저들이 알지 못하여 내가 십자가에 못 박히나이다", "나를 잊어버린 모든 사람을 용서하고, 나를 기억하는 모든 사람을 사랑하라."

# 여덟 번째 기능 - 수면의류

수면의류는 건강 패러다임이다.

## 1. 기능성 수면의류의 이해

'옷이 날개'라고 한다. 옷은 체온과 피부를 보호하는 도구로 사용된다. 의복은 사회적 신분과 직위를 알아보게 하는 복장으로 사용되고 디자인을 유행하여 패션시대를 열어간다. 그리고 건강을 위해 다양한 기능성 옷이 나날이 발전하고 있다. 지금까지 옷은 일상의 의복을 착용하고 살아간다. 본 수면의류는 인체의 본질인 흙을 사용하여 수면 중에 피부와 코어에 자체 복사발열로 행복한 수면을 돕는 기능성 수면의류를 소개한다. 본 수면의류는 동종요법의 일환이다.


기능성 수면의류

[특허 제 10-1197312]호

바디유 의류 황토성분

고창지역의 황토 성분은 다음과 같다. $SiO_2$ 52.9%, $Al_2O_3$ 23.4%, $Fe_2O_3$ 8.70%, CaO 0.20%, MgO 0.88%, $K_2O$ 2.53% $Na_2O$ 0.35%, $TiO_2$ 1.1%, MnO 0.07%, $P_2O_5$ 0.12%, Crmg/kg 90으로 검출되었고, Cu, Cd, Pb, As, Ge는 검출 되지 않았다(박영택, 2004).


황토성분 작용

- 이산화규소($SiO_2$) 52.9% : 치매 및 알츠하이머 완화, 반도체 원료로 사용한다.

- 산화알루미늄 ($Al_2O_3$) 23.4% : 적혈구의 완전성과 헤모글로빈 촉진을 시켜준다.

- 산화철($Fe_2O_3$) 8.70%:

- 산화칼슘(CaO) 0.20% : 항균효과, 부패방지효과, 살균효과(대장균) 작용을 한다.

- 산화마그네슘(MgO) 0.88% : 항종양 면역반응 요법에 사용된다.

- 산화포타슘 ($K_2O$) 2.53% : 식물 비료기능 및 치매효과가 있다고 한다.

- 산화나트륨 (Na$_2$O) 0.35% : 경련, 염증, 후두, 기관지, 폐렴, 기침, 호흡곤란에 효과가 나타난다.
- 이산화 타이타늄(TiO$_2$) 1.11% : 항노화 및 화장품 충진, 자외선 차단을 한다.
- 산화망간(MnO$_2$) 0.07% : 종양 치료에 효과를 입증하였다.
- 5산화인(P$_2$O$_5$) 0.12% : 시험방법 KSL4007 2006
- 크로뮴 (Cr90) : 당과 인슐린에 관여하며, 체내결핍 시: 당뇨, 동맥경화, 고혈압을 유발한다. 시험방법 (EPA.3050B.6010C)

테스트기관은 한국화학시험연구원(2014. 6. 18.)으로 위의 성분 작용은 인터넷 정보를 서술하였다.


황토섬유 검사자료
- 원적외선 방사율 0.902 (90% 방사, 5~15$\mu$m 37℃ 기준)
  에너지 3.40×10(단위:W/m$^2$$\mu$m×37℃(FITI, 이구연, 2012).
- 항균 작용 99% (FITI,이구연, 2012).
- 포름알데히드, 아릴아민 함유량 및 pH 합격 판정
  시험 연구소 (FITI, H231-12-17312, 2012)
- 중금속 납(Pb),카드륨(Cb) 기준치 한계10mg/kg 미달(fiti)
- 세탁 후 외관 테스트: 세탁온도 41℃,빨래줄 건조
  10회세탁 후 변퇴색 4~5급 눈에 띠는 변화 없으며 상태 양호함
  20회 세탁 후 변퇴색 4~5급 눈에 띠는 변화 없으며 상태 양호함

- 중량 : 제지상태 $124g/m^2$, 10회세탁 $120.4g/m^2$, 20회 세탁 $121.4g/m^2$ (FITI, K231-23-04204)

황토성분 배경

- $SiO_2$ : 치매환자에게 우수한 학습 효과 및 향상 작용을 나타내므로 치매의 예방 또는 치료용으로 유용하게 사용 할 수 있다(최기현, 서일화, 2009).

- $Al_2O_3$ 나노입자가 적혈구의 완전성과 헤모글로빈(산소 운반 역할)구조 등에 영향을 제공한다고 보고하였다(Sharareh 외 11명, 2019).

- 산화망간($MnO_2$)는 전자파 흡수 기능 및 종양치료에 효과를 입증하였고, 퇴비생산과정서 미생물 및 복합성분 생태계 재형성의 상관관계가 있어, 퇴비제품 응용을 제안하였다(Guangbao Yang 외 7인). 그리고 $MnO_2$는 항종양 면역반응에 선호하는 병용요법을 제안하였다.

- 크로뮴(CR)은 당 및 콜레스테롤 대사작용을 한다. CR 결핍은 당뇨, 동맥경화, 고혈압, 등 발병을 유발한다. 그는 비경구 방법으로 인슐린 작용의 보조인자 효과를 실험하였다(William T. Cefalu, M. D. 외 1인, 2004).

황토 효소작용

가네자와 와이다카이 교수(1977)는 황토의 효소작용을 발표하였다.

황토 한 스푼에는 약 2억 마리의 미생물이 있다고 한다. 일본 미생물 협회는 황토의 대표적인 효소를 발표하였다.

- 카탈라제는 체내 대사작용 과정서 과산화지질(노화원인) 독소를 중화시키고 희석시켜 준다.
- 디페놀 옥시다아제는 흙과 미생물 효소작용에 의해 산화력과 분해력을 발산시켜 준다.
- 사카라제는 인산, 질소, 칼리의 비료 3요소 작용을 한다.
- 프로테아제는 단백질속에 질소가 무기화 할 때 단백질을 아미노산으로 가수분해하여 암 및 종기를 치유한다.

이구연(2019)은 본 황토부착 원단에서 유익 균 B. aryabhattai 및 B. bingmayongenaia을 발견하였다.

Alicia Paz 등(2017)은 바실러스 B. aryabhattia의 실험온도 30~37에서 자연향기와 맛 의 생산하는 흥미로운 속성을 발견하였다.

황토 원적외선

손정만(2014)은 태양의 열을 흡수하고 방사하는 원적외선 역학적 에너지는 피부를 통해 체내 4~5cm 까지 침습하여 체액을 파동시켜 인체유익을 향상시킨다.

백우현(2013)은 황토에서 복사되는 적외선이 p53유전자를 활성화시켜 암세포의 번식을 억제하는 연구 결과를 발표하였으며 우리나라

바다의 적조현상을 황토로 제거하는 창시자다.

Tsai & Hamblin[2017]은 원적외선 요법은 생물학적 치료 효과가 있어 신경자극, 상처치유 및 암 치료에 도움이 된다고 보고 하였다.

신지원 외 4인[2015]는 복합스트레스 동물(쥐) 실험에서 황토입자 300mesh보다 3.000mesh가 스트레스 감소 및 후천성 면역력이 향상됨을 실험하였다.

문남철[2017]은 황토원적외선 작용은 ①체내 심층부의 온도를 상승시키고 ②모세혈관이 확장되어 혈액순환을 촉진하며 ③신진대사를 활성화시켜, 조직의 재생력을 향상시켜 피로회복, 건강 증진, 불면증 및 스트레스 등 만성질환의 치료 효과를 보고하였다.

I-Ni Chiang 외 3인[2017]은 적외선을 장기간에 접촉하면 세포조직의 치유 및 항염증 효과와 성장촉진 및 수면에 유익을 제공한다고 하였다.

박찬욱 등[2004]은 자율신경계 측정 poincard plot분석에서 원적외선 자극에 의해 온열노출 전과 후에 매우 복잡한 변수가 관찰되어, 원적외선은 자율신경계 메커니즘에도 반영하는 것으로 분석 되었다.

Vatansever 등[2012]은 원적외선 방출(3~12㎛)하는 나노입자 세라믹은 세포조직을 자극하여 섬유조직의 직물 의류를 사용함으로 건강상 유익을 제공한다고 보고하였다.

Vatansever & Hamblin[2012]은 미국식품의약국(FDA)에 원적외선 제품 판매 승인과 의학적 적용을 제안하였다.

닭이 알을 품듯한 수면의류

바디유 수면의류는 원시적 흙의 에너지가 뼛속까지 체온을 올려주
어 행복한 수면과 상쾌한 아침을 맞이하게 한다.

인체파장 에너지 범위는 2~36㎛이다. 물 분자 운동의 생화학적
반응 주파장은 5~10㎛이다. 체온 36.5℃를 유지하는 파장은 5~15㎛
이다. 본 기능성 황토부착 섬유는 방사율 90%이며 파장은 5~15㎛로
측정되었다. 본 섬유로 제작한 의류는 인체파장 에너지와 유사한 원
적외선 파장으로 자체복사발열에 의해 코어(중심)체온을 올려주는 기
능을 한다.

예컨대, 닭이 계란을 품고 부화되는 발육온도는 37.5~37.9℃이
며 발생 온도는 36.1~ 37.2℃이다. 우리 몸도 수면 중에 코어 온도
가 37.2℃ 이상 되면 세포의 기능이 최적화될 것이다. 이유진(2016)은
습도가 높을수록 $CO_2$ 농도가 높다고 하면서 그 대안으로 난방에너지
절약 방안을 제시하였다. 정명진(2013)은 수면환경을 위해 기능성 수
면의류를 제안하였다.


체온과 면역력

체온은 면역력에 중요한 기능을 한다. 체온이 1℃ 내려가면 대사
가 12% 감소되고 면역력은 30% 감소한다. 그러나 체온이 1℃ 올라
가면 면역력이 500~600% 증강된다. 또한 수면 중에 체온이 내려가
는데 새벽 3~5시 사이에 냉체온이 발생한다. 냉체온은 세포의 염증

과 각종 질병을 유발하는 원인이 된다(이시형 박사).


## 수면체온과 소화

일본 츠쿠바대학 연구진은 소장에서 면역력 70%, 뇌에서 30% 면역력이 생성되는데, 장내 미생물의 유익균이 2, 중간균이 6, 유해균이 2의 비율로 활동을 한다고 한다. 장내미생물 작용은 호르몬 세로토닌(Serotonin)과 도파민(Dopamine)등의 화학물질을 생성한다. 정덕진(2006) 한의사는 소화활성은 자폐증 및 언어개선이 완화되는 것을 연구하였다.


## 동종요법의 일환

동종요법(同種療法)은 독은 독으로 치료하는 것을 동종요법이라 한다. 우리 몸은 흙으로 만들어졌다. 고로 흙을 피부에 접촉하고 수면을 하는 것도 동종요법이다.

수면의류는 침대, 베개, 패드, 이불, 잠옷과 더불어 복부, 무릎, 손발, 목 등의 체온을 보호하는 보호대를 만들었다. 보호대는 피부 안정감을 주며 사계절 코어(뼈, 오장육부) 체온을 올려주는 기능을 한다. 한여름에 사용해도 무방하다. 수면의류가 건강 패러다임으로 자리매김할 때가 도래되었다.

## 2. 본 제품 임상과 실험

〈황토이불이 수면장애에 미치는 효과〉 이구연(2021)은 황토염색이 아닌, 면 원단에 황토를 부착하는 '기능성 황토섬유의 제조방법(특허 제 10-1197312호)'로 이불을 제작하였다.

임상은 대조군 14명, 실험군 15명으로 실험군에서 심신의 안정감을 제공하였고, 수면 시간은 1시간 45분 잠을 더 취하였다. 사용 소감에서 체온이 1℃ 이상 높아졌고, 난방비가 절약된다고 보고하였다. 본 황토이불은 자체복사열로 난방비가 절약되기에 공중보건을 위한 수면중재 도구로 사용되길 기대하며, 지속적 연구가 필요하다.

황토방석 강아지 시험

흥미로운 사실!

본 수면섬유로 제작한 반려견 황토방석 선호도 관찰 실험에서 강아지 12마리를 4주 동안 사용하게 한 후 관찰 실험서 반려견이 스스로 선호하고 피부병과 눈병 완화를 보이며 성격이 순해졌다. 현대는 반려견 시대이자 반려견도 가족의 일환이다. 우리나라의 경우 반려견 숫자가 1천만 마리에 이른다고 한다. 반려동물 기능성 의류는 시대적 부름이다. 강아지와 고양이가 본 수면섬유를 본능적으로 선호하였다. 사람에게는 심리적 플라시보(가짜약) 효과가 나타난다. 하지만 동물은 본능적으로 반응한다. 본 실험에서 반려견의 수면이 좋아지고 피부병과 눈병이 완화되고, 성격이 순해지는 것은 본 황토섬유가 인간에게 주는 효과와 유사하게 나타내었다. 반려견 시대 본 황토섬유는 반려견의 건강을 지켜줄 것이다. 그리고 반려견의 질병을 완화는 경제적 절약에도 일조할 것이다.

본 수면제품을 사용 중에 체온을 측정해보았다. 이는 주관적 검사이다. 김상록외 4인(2005)은 건강한 청년의 심부(코어) 체온을 낮에 측정하였다. 손목은 33.9℃, 무릎은 31.5℃, 발목은 31.2 ℃, 발뒤꿈치 31.4 ℃로 측정되었다.

본 수면제품 세트(이불 보호대)를 난방을 하지 않은 상태에서 사용 전(밤 10시)과 사용 후(아침 6시)를 비교 측정하였다. 측정 부위는 다음과 같다. 혀밑은 사용전 36.5℃에서 사용 후는 37.2℃로 높아졌다, 목은 사용 전 35.8℃에서 사용 후 36.8℃로 높아졌다, 복부는 사용 전 35.3℃에서 사용 후 복부 표피는 36.8℃로, 복부 배꼽 안은 37~37.5℃로 높아졌다, 손목은 사용 전 34.1℃에서 사용 후 35.3℃로 높아졌다. 무릎은 사용 전 32.5℃에서 사용 후 34.5℃로 높아졌다. 발목은 사용 전 32.4℃에서 사용 후 34.5℃로 높아졌다. 수면중에 부위별 체온은 하지에서 1~3℃ 정도 높아졌고, 복부는 1~1.5℃ 높아졌다. 본 수면제품의 일화성 실험에서 보듯 자체복사발열에 의한 체온상승을 나타냈다.

표 8-1. 수면제품 세트 사용 전과 후의 체온 비교

| 부위 | | 사용 전 | 사용 후 |
|---|---|---|---|
| 혀밑 | | 36.5℃ | 37.2℃ (0.7 ↑) |
| 목 | | 35.8℃ | 36.8℃ (1.0 ↑) |
| 복부 | 표피 | 35.3℃ | 36.8℃ (1.5 ↑) |
| | 배꼽 안 | 35.3℃ | 37~37.5℃ (1.7~2.2 ↑) |
| 손목 | | 34.1℃ | 35.3℃ (1.2 ↑) |
| 무릎 | | 32.5℃ | 34.5℃ (2.0 ↑) |
| 발목 | | 32.4℃ | 34.5℃ (2.1 ↑) |
| 수면 중 부위별 체온 상승 | 하지 | 1~3℃ ↑ | |
| | 복부 | 1~1.5℃ ↑ | |

니트이불 세트

[그림 8-1] 니트 이불은 바디유가 개발한 최초의 이불이다. 특성은 난방비를 절약하면서 피부에 안정감을 제공한다. 니트 이불은 닭이 알을 품은 듯 포근하여 체온을 높여준다. 이는 체험해 보면 금세 알 수 있다.

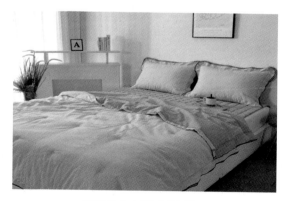

그림 8-1. 니트 이불 세트

## 3. 수면 보호대

(외부 면 100% + 황토 + 중간 폴리 + 내부 면 100% + 황토 부착)

수면보호대는 아래 연구를 적용하여 만든 수면보호대이다.

Yifei Tao 등(2018)은 '원적외선기능 섬유의 평면섬유 효과'에서 원적외선 폴리섬유의 방사율 검사를 하였다. 그들은 원적외선으로 가공한 폴리원사를 삼각구조 원사와 원형구조 원사로 원단을 직조하였다. 직조된 원단을 각각 원적외선 방출검사를 한 결과 삼각구조의 원사 방사율은 91.85%, 2.11℃를 나타냈고, 원형구조의 원사 방사율은 86.72%, 1.52℃를 나타냈다.

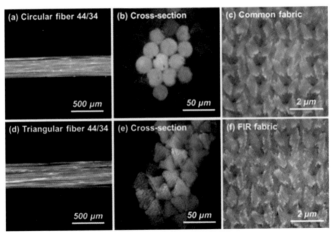

그림 8-2. 원형 원사 원단과 삼각 원사 원단

그리고 [그림 8-2]의 삼각조직은 평균 38.27℃로 나타났으며, 원형조직은 평균 36.73℃로 나타났다. 삼각구조 원단이 원형구조 원단보다 체온 편차는 +1.54℃가 높았다.

본 수면보호대는 삼각구조의 조직을 응용하여 제작하였기에 보온효과 높다. [그림 8-2]는 원형구조섬유와 삼각구조원사의 조직을 보여준다. [그림 8-3]은 원형조직보다 삼각조직의 섬유에서 온열이 높은 것을 보여준다.

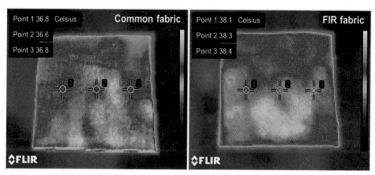

그림 8-3. 원형 원단의 온열과 삼각 원단의 온열 비교

목, 턱 보호대

[그림 8-4]는 수면 턱보호대와 목 보호대이다.

목은 뇌와 몸체와 연결하는 병목의 기능을 한다. 목에는 갑상선 혈류 소뇌가 연결되어 있어, 수면 중에 목 노출은 체온과 혈류 이동 및 소뇌에 지장을 준다. 수면 중에 목 보호대는 몸과 전신에 체온을 높여주어 목의 기능을 도와준다.

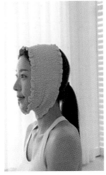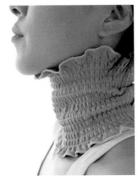

그림 8-4. 턱 보호대와 목 보호대

다기능 모자

[그림 8-5]의 다기능 모자는 수면을 돕고 온열작용을 한다. 머리를 차게 해야 뇌기능이 좋아진다는 말은 생체의 전기발전이 활발한 40대 이전에 적용된다. 노화현상은 머리의 체온도 낮아진다. 사례에서 두발 촉진효과도 나타났다.

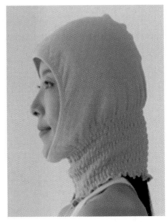

그림 8-5. 다기능 모자

코어런닝

[그림 8-6] 코어런닝은 낮이든 밤이든 추운날씨에는 코어<sup>(목, 오장육</sup>

<sup>부 엉덩이)</sup> 체온을 보호하는 데 큰 도움이 된다. 사례에서 유방 암 후유
증에 도움을 제공하였다.

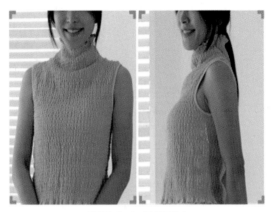

그림 8-6. 코어런닝

복대와 가슴 보호대

[그림 8-7]은 복대와 가슴보호대
이다. 옛말에 등과 배가 따뜻하면 최
고라고 하였다. 복대와 가슴복대는
복강 흉강을 포함하여 유방과 흉추
에도 체온을 높여주어 수면 중 냉체
온을 보호한다. 체온과 척추 건강은
상관성이 있어 수면 중에 배와 척추
의 체온은 건강의 시금석이다.

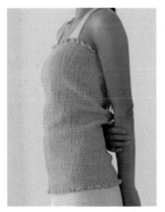

그림 8-7. 복대와 가슴보호대

### 골반 보호대

[그림 8-8]의 골반 보호대는 오장육부 체온을 높여주며, 국소와 항문을 포함하여 수면 중 본능 에너지를 생성하는 데 도움을 준다.

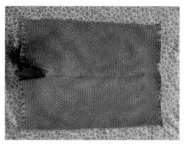
그림 8-8. 골반 보호대

### 하지 보호대

[그림 8-9]의 하지 무릎관절의 연골에는 혈관이 없어 냉기가 심하다. 또한 종아리의 냉기와 혈액순환을 돕는다. 사례에서 약사나 식당 직업인들에게 인기가 많다.

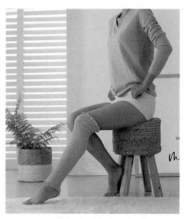
그림 8-9. 하지보호대

### 손 및 발의 보호대

[그림 8-10]의 손목 보호대는 컴퓨터 사용 손을 편안하게 돕는다. [그림 8-11]의 발목 보호대는 보행과 등산할 때 다리를 가볍게 해준다.

[그림 8-12]의 수면 무릎 보호대는 수면 중 온열기능을 한다. 참고로 무릎의 연골에는 혈관이 없기에 냉기를 느낀다. 무릎보호대는 혈관을 대신하여 체온을 높여준다.

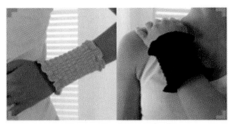

그림 8-10. 손목 보호대

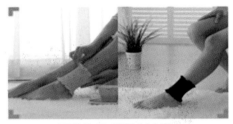

그림 8-11. 발목 보호대

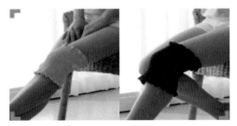

그림 8-12. 수면 무릎 보호대

[그림 8-13]의 손 보호대와 발 보호대는 수면 중에 온열작용을 한다. [그림 8-14]의 강아지 방석은 강아지가 선호하고 피부병 눈병이 완화되는 실험 결과를 얻었다.

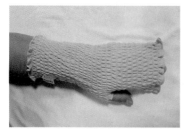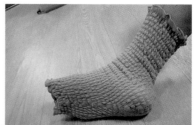

그림 8-13. 손과 발 보호대

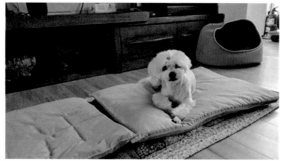

그림 8-14. 강아지 방석

## 4. 결론

본 수면의류는 인체와 동종원소로 원적외선 자체복사발열이 피부와 심부(뼈와 장기)에 침습한다. 물리적으로는 수맥을 차단한다. 본 수면의류는 숙면을 돕고 냉체온을 개선해주며 소화기능을 도와 배변 향상 및 뼈 건강에 리비도(본능에너지)를 보조한다. 난방비 절감과 체온상승은 수면의류의 쾌거다. 특히 건강 안보가 우선인 군인들의 잠자리용 및 속옷으로 적극 권장한다.

또한 애완견 시대에 애완견의 건강에도 큰 도움이 되기에 시대적 공중보건을 위한 중재도구로서의 가능성을 시사한다.

## 5. 수면과 몸 습관이 미치는 효과 임상제안

국가는 공중보건을 위해 임상연구비 명목으로 1천억 원을 지원하라.

수면 자연치유와 셀프케어시대, 본 수면십일조 습관과 몸 사용습관은 그동안 일화성 임상과 강아지 실험을 통해 나타난 사례를 가설하여 28개 항목의 코호트 임상을 정부에 요구한다.

1. 수면의 질 향상, 2. 치매 개선, 3. 체온 개선, 4. 임신 촉진, 5. 갑상선 향상, 6. 하지불안 개선, 7. 뼈 건강에 미치는 효과, 8. 관절 척추 기능 향상, 9. 모발 촉진, 10. 컴퓨터 손 안정감, 11. 시차증 개선, 12. 미토콘드리아 활성, 13. 보행 4박자 리듬이 주는 관절과 척추보호 효과, 14. 척추호흡의 효과, 15. 후두엽 뇌 기능 명상 효과, 16. 삶의 질 향상 효과, 17. 인지능력 학습 효과, 18. 암 예방 효과, 19. 중풍 예방 효과, 20. 아토피 효과, 21. 고혈압 수치저하 효과, 22. 당뇨 수치 저하 효과, 23. 자폐 개선 효과, 24. 대장암 후유증 개선, 25. 피부노화 방지 효과, 26. 발성방법이 주는 소리 효과, 27. 시

력 향상 효과, 28. 스트레스 완화 효과 등이다.

본 임상 제안은 세계보건과 국민건강을 위함이다.

그동안 황토를 이용한 제품은 수없이 많이 개발되어 출시되었다. 그 중에서 문제가 되었던 '김영애 황토팩 사건'의 요지는 황토 팩에서 중금속이 발견되었다는 것이다. 그렇다면 맨발로 황토길 걷기를 추진하는가 하면, 해안가의 진흙뻘에 들어가 뻘 세례를 받게 하는 등 건강을 장려하는 산림청을 비롯한 공공기관과 다양한 건강증진 업체도 문제가 되어야 한다. 상식적으로 황토는 중금속이 없이는 존재할 수 없다. 다만 나라가 정한 기준치에 의해 제품마다 사용 여부가 결정될 뿐이다.

# 아홉 번째 기능 - 분만인간

자연분만은 원시적 축복이다.

## 1. 분만의 이해

체온과 임신은 바늘과 실의 관계다.

출애굽기 1장 19절에 "히브리 여인들은 이집트 여자들과 같지 않고 기운이 좋아서, 산파가 가기도 전에 해산을 한다"는 이야기가 나온다. 분만은 여성의 생명을 담보로 하는 생명 탄생이다. 분만은 엄마의 자격을 부여하는 생물학적 고통으로, 조상들은 산모가 아이를 낳으러 방에 들어갈 때 신발을 엎어 놓았다고 한다. 그만큼 위험한 순간이기도 하다. 그래서 '여자는 약하지만 어머니는 강하다'는 분만의 고통을 체험하다 보니 나머지 고통은 능히 극복할 수 있는 내적 에너지를 가졌기 때문이다. 산모는 태아에게 탯줄로 생명의 양식을 공급한다. 우리는 배를 '복'이라 칭한다. 복 자의 의미를 부여하자면, 인간은 엄마의 복 속에서 태어나 '복'있는 자라 한다.

임신 준비

임신을 준비하는 부부는 음주와 흡연을 금하며 유기농 식품을 섭취한다. 부부의 신체적 균형과 난자(토양)와 정자(씨앗)가 건강해지도록 의식주를 개선한다.

정자가 고환에서부터 사정관까지 지나가는 거리가 약 6cm인데, 정자가 이곳을 통과하기까지는 약 20일 정도가 소요된다고 한다. 그러므로 부부는 3개월 전부터 식생활과 올바른 마음가짐을 준비해야 하고, 임신 촉진을 위해 부부관계 후 척추호흡을 한다.[그림 9-1]은 여성의 질 길이 6.5~7.5cm을 보여준다. 척추호흡은 [그림 9-1]의 여성의 질관과 자궁을 이완 수축시켜 사정한 정자의 이동을 돕는다.

배란온도

아카게와 아키라(산부인과 의사)의 '경피독'에서 여성의 생리와 배란기에 기초체온을 측정하였다. 측정방법은 아침에 일어나자마자 혀

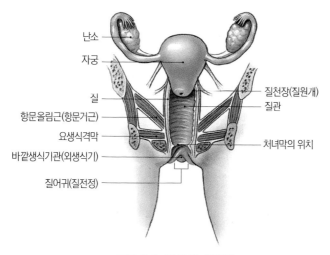

그림 9-1. 여성의 생식기

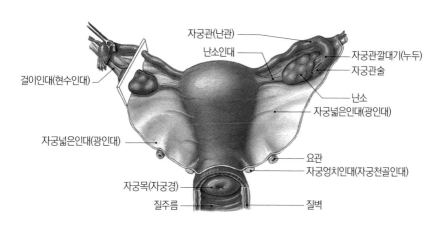

그림 9-2. 자궁의 구조

밑 안쪽을 측정하였다. 혀밑 안쪽은 코어(중심)체온이 가장 높은 위치이다. 그래서 오장육부의 온도는 잴 때는 혀밑을 측정한다. 평일에는 체온이 코어36.7℃ 정도 유지하다가 생리기간에는 36.5℃로 내려가며 배란일에는 36.4℃ 정도 저온으로 내려가다, 복부의 체온이 37.2℃ 정도 올라가면서 배란이 시작되며, 체온이 올라가면서 뇌하수체에서 분비되는 난자호르몬이 리드미컬하게 분비된다고 한다. 그는 피부의 독을 유발하는 샴푸, 화장품, 합성세제, 각종 살균제, 청소용품을 사용하는 여성의 몸에는 독이 쌓이고 있으며 그 독이 대물림된다고 한다. 임신 촉진은 수면 시에 체온을 높여주는 친환경 자체복사발열 수면제품도 도움이 된다.

임신 체온

체온은 임신과 출산에 매우 중요한 생리적 기능이다. 시험관 임신 전문가 이성구 박사는 시험관의 착상에 중요한 요소는 체온이라 하였다. 그는 경부 체온 2℃를 높여주면 임신이 잘 된다고 한다. 예컨대, 아프리카 열대지역에 인구수가 많은 것은 환경적 체온에 의해 다산일 가능성이 있다. 다산은 기후의 높은 온도와 인체의 체온과 연관성이 있다고 본다.

임산부 운동

최원석의 《내 몸 사전》에 의하면 태아산소 부족은 저능아의 원인이 된다고 한다. 임산부는 자연 속에서 산책을 하며 척추 호흡운동을 한다. 임산부는 [그림 9-3]처럼 누운 자세로 복부와 국소에 태양광선을 자주 쬐어주도록 한다. 햇빛은 태아와 산모의 건강에 매우 중요한 기능을 한다. 임산부는 [그림 9-4] 자세로, 또는 소파에 앉은 자세로 클래식 음악이나 평소에 즐기는 음악을 듣는다.

임산부는 [그림 9-4]처럼 앉는 자세가 중요하다. 그리고 수면 전에 [그림 9-3]처럼 척추호흡으로 유산소과 질 근육운동을 열심히 한다. 그리고 [그림 9-5]처럼 태아를 손으로 어루만져 주는 게 좋다. 특

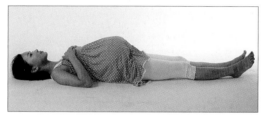

그림 9-3. 임산부 호흡 동작

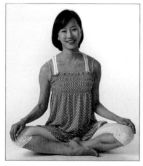

그림 9-4. 임산부 앉는 자세

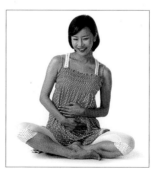

그림 9-5. 태아 운동 동작

히 막달에는 국소와 골반 부위에 온열작용을 지속적으로 가해준다.


## 입덧

입덧의 원인은 지금까지 의학적으로 밝혀지지 않았다. 임신 중 입덧은 음식 냄새를 맡으면 구역질 및 구토가 일어나는 증상을 말한다. 입덧은 전체 임산부의 70~80%에서 나타난다. 입덧 시기는 임신 4~8주부터 시작하여 8~12주까지 진행하다, 대부분 14~16주가 되면 입덧이 끝난다. 그러나 입덧이 심한 상태는 16주 이후에도 나타난다. 입덧이 심한 임신부는 어린나이, 비흡연자, 쌍둥이, 당뇨병, 갑상선 위장관련 질환을 가진 임산부라 한다(나무위키).

그러나 입덧은 질병이 아니고 생리현상이라면 깊은 생각이 필요하다. 태아는 엄마의 최소한의 영양으로도 자라날 수 있다. 입덧은 태아의 비만을 조절하는 생리현상으로 이해할 수 있다. 임산부는 적절한 식이 요법과 운동을 통해 태아의 몸무게를 줄여야 정상적 질 분만을 하는 데 용이하다.


## 분만 운동

임산부는 분만시작 전에 산통이 온다. 이는 태아의 머리가 위에 위치하다가 분만을 위해 질 방향으로 물구나무식으로 움직일 때 진통이 온다. 이때 질의 괄약근 수축운동을 음악 리듬에 맞추어 진통을 극복한다. 진통은 15~20분마다 약 20~30초 정도 간헐적으로 이어진다. 진짜 분만이 시작되면 매 15~20분마다 약 40초 이상 간헐진 통이 지속된다. 그리고 태아가 질을 향하여 나오는 진통은 산모가 감수해야 하는 과정이다.


태아 비만

태아 비만은 생소한 단어이다. 그러나 현대의학은 태아의 비만이 제왕절개 출산의 원인이 될 수 있다는 것을 방심하는 교육부재 상태 다. 임산부는 태아의 비만에 대해서 관심을 가져야한다.

특히 임산부가 8개월 이상 되면 태아가 급격하게 성장한다. 이때는 호흡과 운동 그리고 직립 상태나 적당한 일을 해야 한다. 임산부는 골반기능과 질 근육을 자연온열로 골반뼈와 근육을 따듯하게 해야 한다.

아기는 작게 낳아 건강하게 키워야 한다. 일반적으로 태아는 3kg 정도가 자연분만이 쉽다. 임산부는 임신과 동시에 골반의 크기와 기 능을 확인하고 태아의 몸무게에 관심을 두어야 한다. 엄마가 직업상 일을 하는 경우 낙태율은 낮다. 다만 정신적 충격과 물리적 사고에 의한 유산율이 높다.

임산부의 유산소 운동은 태아에게 영향을 제공한다. 유산소 운동 은 척추호흡을 권장한다. 척추호흡은 아기에게 운동을 가하면서 유 산소가 충만하여 비만을 방지한다. 하여간 태아가 비만이면 제왕절 개 원인이 된다.

질 호르몬

산모가 자연분만을 할 때 질에서 윤활유 역할을 하는 분비물이 나온다. 이 분비물에는 카테콜아민 호르몬 성분이 포함되어 있다. 카테콜아민 호르몬 작용은 다음과 같다. 산모의 질을 통과하는 태아의 피부에 접촉하여 신생아의 피부를 건강하게 도와주며 피부를 보호한다. 그리고 신생아의 호흡을 잘하도록 도와주고, 체온을 유지시켜 주는 데 관여한다고 한다. 특히 엄마를 더 잘 볼 수 있도록 동공 팽창을 도와준다.

## 2. 분만 자세

분만법

① 라마즈, ② 수중분만, ③ 소롤로지 분만, ④ 르바이에 분만, ⑤ 브레들리 분만, ⑥ 그네 분만, ⑦ 가적분만, ⑧ 아로마 분만, ⑨ 공 분만법 등 다양한 분만 자세가 있다. 이러한 분만법은 인터넷을 참고하라.

자연분만 자세 중 [그림 9-7]처럼 소, 대변보는 상태에서 공중에 매달린 끈을

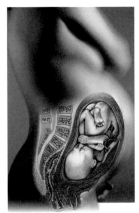

그림 9-6. 태아의 위치

붙잡고 분만하는 모션이다. 이는 만유인력의 원리이다. 태아의 머리가 위로 위치해 있으면 태아의 머리가 산도로 위치하도록 손으로 쓰다듬어 준다.

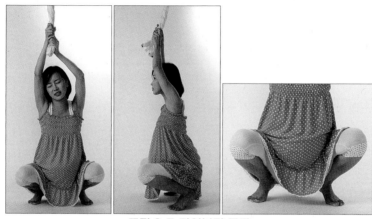

그림 9-7. 자연분만 동작

분만 시설

우리나라 전통적 한옥마루는 출산의 도구로 사용되기도 하였다. 고려의 전설 중에 분만방법이 기록되어 있는데, 분만 진통이 오면 옥양목 천으로 끈을 만들어 천장에 매달고 임산부로 잡게 하고, 마루에 구멍을 뚫어 조산원이 따끈한 물을 받아 마루 밑에서 출산을 보조하며 신생아를 받았다.

일본의 전통적 분만방법도 우리 문화와 비슷하다. 일본의 교토(京都)에 옛 궁궐이 있다. 공원에는 수백 년 묵은 느티나무가 있는데 이

나뭇가지에 외줄(새끼)을 매달아 놓고, 땅에는 웅덩이를 파서 임산부가 용변 보는 자세를 취하게 하고 조산 모는 애기를 아래서 받는다.

히브리 여인의 출산을 보여주는 이집트 벽화가 있다. 벽화를 보면 임산부가 돌 위에 용변 보듯 앉아 있으며 산파가 아기를 받는다.

최근의 분만방법은 임산부 주도형이 아니라 의사와 간호사 중심의 구조로 시설되어 있다. 산모중심의 자세를 취하도록 분만 시설을 개량해야 한다. 예컨대 외나무다리를 건너가는데 몸의 균형이 흐트러지면 실수를 하여 떨어지게 된다. 아니면 몸을 다치는 일까지 발생한다. 분만도 마찬가지로 임산부의 몸 균형을 잘못 잡아 에너지가 낭비되면 난산이나 위험한 출산을 유발한다.

### 산도(좁은 문)

산모의 질 길이는 약 6.5~7.5cm로 질 입구의 경구 질은 약 2cm로 이곳에 괄약근이 있다. 질의 중간 부분은 3~4cm이고, 자궁 쪽으로 1~2cm에 괄약근이 있다. 태아가 출산할 때 자궁에서 질까지 5cm 정도는 태아의 머리가 무사히 도착한다. 그러나 산모의 심한 진통은 태아가 질 입구 회음부 2cm 정도를 빠져나오는 과정에서 심한 진통이 수반된다. 태아가 출생 시 회음부 괄약근이 상처 나고 찢어지는 현상을 열상이라 한다. 열상의 후유증은 중년기가 넘으면 요실금의 원인이 되고 부부생활의 성적 만족도를 저하시키는 문제를 야기한다. 예쁜이 수술은 이를 보완할 수도 있다.

산모의 천골

태아의 머리가 엄마의 질로 진입하면 골반의 치골과 척추의 천골(엉치뼈)이 벌어지면서 심한 진통이 발생한다. 진통은 질과 관절이 확장되는 최고의 고통이 발생하는 순간이다. 천골의 뜻은 라틴어로 '신에게 바친 것, 성물, 제물'의 뜻이 있다. 민간요법에서는 천추를 제2의 뇌라고 일컫는다. 참고로 동물은 척추꼬리가 밖으로 돌출되어 새끼를 쉽게 낳는다. 그러나 만물의 영장 인간은 천골이 확장되어야 생명이 탄생한다.


분만 음악

권영숙, 김태희(2000)는 '음악요법이 제왕절개 임부의 수술불안에 미치는 영향'이라는 논문에서 음악치료 후 실험군과 대조군 간에 상태 불안 점수가 유의하게 달랐다고 보고하였다. 음악치료 후 혈압은 이완 수축과 맥박수, 호흡량이 실험군과 대조군 간에 유의한 차이가 있었다. 이처럼 음악치료는 제왕절개 불안을 완화하는 간호중재로 간주될 수 있다.

분만 시 임산부는 본인이 평소 즐기던 음악이나 클래식을 듣는다. 음악은 산모의 진통을 약화시키는 기능을 한다. 음악의 선택은 천재적 영감으로 만든 작곡가와 작사자의 곡을 선택하는 것이 바람직하다. 그 중에 베토벤의 교향곡 9번을 권한다. 그 외 모차르트의 다양한 교향곡도 있다.

음악은 임산부나 태아, 갓난아기의 정서적 안정을 돕는 정서적 역할을 한다. 임산부는 태아의 장래와 자신의 정상 분만에 필요한 음악을 병원과 미리 정할 필요가 있다. 음악이 병을 고치는 사례는 수없이 많다. 유대인 중 신동으로 알려진 다윗이 병든 사울 왕 앞에서 현악기를 연주하여 사울왕의 병이 치유되었다고 하였다.

태아의 뼈

사람은 왜 머리부터 나올까?

태아의 두개골은 많은 뼈가 미봉합 상태에서 질을 통과한다. 태아의 경우 뼈는 350개에서 성장하면서 206개로 줄어드는데 144개의 뼈는 머리의 뼈가 봉합되어 줄어들었을 것이다(최원석).

태아가 신생아로 엄마의 질을 나오는 데는 두개골과 얼굴의 뼈가 길쭉하게 반죽이 되어 엄마의 질을 통과한다. 만약 두개골이 변형되지 않으면 엄마의 산도를 통과하기가 어렵다. 이때 두개골과 얼굴뼈는 엄마의 산도를 통과하며 뇌의 기능을 활성화시킨다. 그리고 얼굴과 두상의 균형을 잡아준다. 얼굴뼈는 뇌를 받쳐주는 접형골과 연접되어 있다. 얼굴뼈는 다른 뼈와는 달리 뼈와 근육이 분리되어 뼈 따로 근육 따로 움직인다. 이는 얼굴의 감정을 표현하는 기저이기도 하다. 따라서 엄마의 산도를 거쳐 출생할 때 얼굴의 정형과 뇌 기능이 향상된다고 여긴다. 다음은 태아의 쇄골이다. 쇄골은 직립보행 인간에게 직립과 목 그리고 팔을 사용하는데 지렛대 기능을 한다. 쇄골은 분만 시에 산도를 쉽게 통과하는 기능을 한다. 참고로 동물은 출산 시 다리가 먼저 나온다. 이는 사람과 달리 머리가 작고 머리뼈의 두 개골 봉합수가 적으며, 골반이 사람과 달리 각기 작용하여 새끼가 산 도를 나오는 데 용이하다.

복압 에너지

인체에는 뇌압, 안압, 귀압, 복압이 작용한다.

임산부의 좌식 일직선 자세는 임산부의 에너지를 집합하는 자연 의 법칙이다. 생리현상에서 좌식은 혈이 하지 부분으로 흐르는 것을 저지함으로써 혈압이 상체로 집중되어 임산부가 힘을 주는 데 도움 을 주게 된다. 임산부가 앉아서 혈압을 재는 것과 누워서 재는 것과 는 차이가 있다. 이를 확인하기 위해서 얼굴 관자놀이에 손가락을 대 고 앉았을 때와 누웠을 때를 구분하여 혈압을 감지하면 지감으로도 혈압의 강약을 알 수 있다. 에너지는 진통이 가하는 부위로 접근하게 된다. 특히 힘을 줄 때 조심할 것은 공기압이 두상에 압박을 가하게 되면 뇌동맥과 귀 기능에 이상을 초래할 수 있다. 임산부는 이때 기 술적으로 자궁이나 질 그리고 허리 쪽으로 공기압을 의식적으로 힘 을 가해야 한다.

복압은 분만할 때 소리의 기(氣)를 발하는 강력한 진통제다. 복압과 소리의 파장은 뇌하수체를 자극하는 에너지원이다. 아픔이 심할 때 신음소리는 아픔을 가져주지 않던가? '베이비 뻥'이란 복압을 이용하여 태아가 대변 나오듯 산모의 좁은 터널을 쉽게 출생하는 의미를 담고 있다. 여성의 질은 남성의 성기가 들어갈 정도이면 태아의 출산조건이 충족된다고 한다. 태아는 엄마와 함께 산도(질)를 애쓰며 세상에 태어난다.

## 3. 산모의 건강

전통 산모건강

우리전통 산후조리는 매우 과학적이다. 먼저 온돌방을 따스하게 하고 이불을 사용하여 분만할 때 이완된 근육과 관절을 수축시켜 준다. 그리고 보호자가 골반을 눌러주어 확장된 골반상태를 원위치로 회귀시켜주는 요법을 행한다. 또한 산모와 신생아는 몸의 기능이 약해서 세균에 노출되기 쉽다. 문 앞에 새끼줄에 숯과 빨간 고추 그리고 솔잎을 매달아 표시를 한다. 빨간 고추가 매달려 있으면 아들이고 솔잎이 매달려 있으면 딸이다. 숯은 세균을 방지하고 향균탈취 작용을 한다. 빨간 고추는 매운 향을 내는 캡사이신과 면역력을 높여주는 카포사이신이 함유되어 바이러스나 세균으로부터 보호한다. 솔잎의 성분인 테르펜류는 미생물 항균작용을 하면서 공기를 정화시켜 준다. 숯과 붉은 고추 그리고 솔잎은 산모와 신생아를 세균으로부터 보호한다.

## 전통적인 산모 보양식

우리는 아기를 낳은 산모는 소고기 미역국을 보양식으로 섭식을 한다. 그리고 잉어나 가물치를 엑기스 즙으로 만들어 섭식한다. 나아가 다양한 반찬을 만들어 산모의 기를 보충한다. 미역은 해초이다. 미역 성분은 요오드, 칼륨, 철분 등 미네랄이 풍부하며 체온조절과 갑상선 기능을 활성화시킨다. 소고기는 산모의 기운을 회복하는 데 가장 적절한 육식이다.

잉어즙은 오메가3, 아데노신 성분이 풍부하여 혈중 콜레스트롤(불포화지방) 감소와 혈전을 방지해 동맥경화, 심근경색, 고지혈증 등 혈관 질환을 예방한다.

가물치는 단백질과 칼슘이 풍부하며 비타민 A, B가 많아 소화가 잘되고 근육과 뼈를 건강하게 하여 산모의 체력을 보충한다.

이렇듯 우리 조상은 산모에게 영양학적 보양식을 먹게 하여 산후조리를 하였다.

## 서양 여성의 골반비대 요인

유럽이나 아메리카의 여성들이 출산 후 골반 확장이 축소되지 않아서 둔부와 복부에 비만 현상이 나타난다. 이것은 한국과 달리 외국의 침대 문화에서 기인한 생체현상으로 보아야 한다. 특히 출산 후 침대의 사용이나 찬물 샤워는 늘어난 골반을 그대로 고정시켜 줄 수 있으므로 둔부와 복부의 비만을 야기한다.

## 4. 아기의 시력

신생아가 태어나면 어스름한 빛을 제공해야 한다. 신생아의 눈은 빛을 볼 만큼 동공이 발달하지 않았다. 그러므로 어른의 입장에서 빛의 기준을 삼는 것은 깊이 숙고해야 한다.

에릭슨의 '성장이론'에 의하면 신생아 0~1세까지의 영향이 가장 중요하다고 하였다. 신생아는 태어나면서 눈이 활성화될 때까지는 사물을 잘 보지 못한다. 그래서 영아에게 어떤 물건을 손에 쥐어주면 무조건 입으로 가지고 가서 빨게 된다. 이는 영아에게 아직 물체가 정상적으로 보지 못하는 데서 일어나는 현상이다. 신생아에게 빛의 영향은 시력 저하를 가져올 수 있다. 그러므로 가장 낮은 빛(의사나 조산원이 업무를 볼 정도의 약한 빛)의 조명을 유지하여야 신생아 시력을 보호할 수 있다.

## 부록

# 01. 자연분만과 제왕절개 개선책

요약

본 개선책은 저출산율 및 제왕절개 출생율 세계 1위인 우리나라에서 출산율과 자연질분만율을 높여 병원, 산모, 신생아 모두 생명의 존엄성을 태생부터 존중하자는 데 있다. 또한 난임의 주요 원인을 인체의 기능 개선을 통해 1차적으로 개선하는 방법이다. 그것은 수면과 체온을 높여주는 데 있다. 그동안 부부의 깊은 수면과 함께 냉체온 개선을 통해 임신이 된 사례가 보고되었다. 난임 전문의 이성구 박사는 시험관 시술의 일반적인 성공률은 25~30%라고 한다. 그러나 이성구 박사는 60% 성공률 비결을 공개했다.

① 혈액순환

② 비아그라를 여성의 질에 좌약을 한다.

③ 체온을 2℃ 높인다.

비아그라를 질 내에 좌약하면 자궁으로 혈액이 몰려 자궁 주변의 체온이 2℃가 올라간다고 한다. 착상이 잘되는 체온은 기초체온보다 0.3~0.5℃ 높은 36.8~36.9℃라 하였다. 그러나 수면 중 자연온열로 체온을 높이는 방법도 있다. 수면루틴 11조를 참고하면 좋겠다.

제왕절개의 주 원인이 산모의 유산소운동을 비롯한 운동부족과 태아 비만때문인 것으로 조사되었다. 또한 질 분만 역시 산모의 유산소운동 및 운동부족으로 어려움을 겪는 것으로 조사되었다. 게다가 산부인과 분만 시설은 산모를 눕게 하여 출산하게 되어 있기 때문에 산모의 전신 에너지가 제 기능을 못한다. 즉 뉴턴의 만유인력 원리 부재다.

산부인과 발전과 제왕절개 개선을 위해 다음과 같은 개선책을 제안한다.

① 산부인과 질 분만 의료수가를 제왕절개보다 3~5배 높이 책정하라.

② 산부인과 의사 중심의 의료시설을 산모중심 시설로 개선하라.

③ 난임의 원인을 자연치유적 수면과 체온의 상관성을 임상하라.

④ 임신 부부에게 질 분만의 이론과 실습의 교육제도를 실시하라.

⑤ 제왕절개의 출생이 주는 다양한 생체적·생리적·심리적 문제점을 노출하라.

⑥ 생물학적 제왕절개가 요구되는 임산부는 미리 그 사실을 알리고 신생아의 건강을 위해 다양한 연구가 필요하다.


## 1. 신생아 출생 및 분만

신생아 출생

우리나라 제왕절개 출산은 세계1위이다.

김새롬 등(2014)은 논문 '한국의 분만방법 추세와 제왕절개 분만율 감소 개입에 대한 서술적 고찰'에서 한국의 제왕절개 분만율은 1982년 4.4%, 1991년에 17.3%, 2001년 40.5%로 빠르게 증가했다가 2006년 36.0%까지 다소 감소했다고 보고하였다.

Kim 등(2020)은 긴 진통 시간과 분만 시도 이후의 제왕절개 분만, 이로 인한 부정적인 결과를 두려워하는 여성이 제왕절개 분만을 요청하고 있으며, 의료 소송 등의 책임 공방을 고려했을 때, 의사들의 요청을 거절하기 힘든 상황이 결국 한국의 제왕절개 분만율 증가에 기여하고 있을 것이라고 논하였다

통계청에 의하면 우리나라 2022년 결혼은 19만 2천 쌍으로 조사되었다. 건강보험심사평가원 조사에 의하면 2022년 출생인구는

249,000명이다. 2022년 불임부부는 23만8,601명이 진료를 받았다. 22년도 난임 부부는 22만7,922명이며 난임 시술은 12만1,038명이다. 불임환자의 년간 진료비는 22년에 2,447억원으로 1인당 102만 5,421원이다.

　건강보험심사평가원 자료를 근거하여 연간 출생 250,000명중 난임 시술을 받은 수는 120,000만 명이다. 시술 성공율이 25~30%라면 약 30,000명이 시험관 시술로 태어났다. 신생아 8명 중 1명이 시험관 시술로 출산한 셈이다.


　제왕절개 출산

　건강보험심사평가원(2013) 조사에서 한국의 제왕절개 출생률은 1999년에 43%이며 2011년 36.4%, 2012년 36.9%로 보고하였다. OECD Helath Data 2012년 제왕절개 분만율은 미국(32.9%), 네덜란드(14.8%)이다. 2012년 OECD국가 평균치는 25.8%로 감소한 반면, 한국은 36.9%로 증가 추세를 보였다. 그중 초산모의 제왕절개 분만은 37.5%로 나타났다. 세계보건기구(WHO)는 제왕절개 권장수치를 15% 미만으로 정하였다.

　임미영(2014)은 '초산모의 제왕절개 분만경험' 연구에서 본 연구의 참여자는 제왕절개 출산 후 1년 이내의 초산모 10명을 대상으로 조사를 하였다. 자료수집 기간은 2014년 9월부터 10월까지 진행되었으며, 연구자는 참여자와의 심층면담과 관찰을 통해 자료를 수집하였다. 본 연구는 Colaizzi(1978)가 제시한 7단계의 분석 절차에 근거하여 자료 분석이 진행되었다. 초산모의 제왕절개 분만경험은 원 자료를 토대로 5개의 주제를 범주화했다. ① 수술에 대한 정보와 지식 부족의 두려움: 수술근심이 가득함, ② 아기에 대한 걱정과 미안함: 아기에게 미칠 부정적 영향을 우려함, ③ 인위적인 출산에 대해 자책감: 극심한 진통 없이 자연분만을 하지 못한 자책감, ④ 아쉬움을 드러내는 가족의 반응: 가족의 축하보다 아쉬움을 들음, 출산의 기쁨을 누리지 못함 ⑤ 수술 후 통증으로 유아애착이 지연됨: 제왕절개 수술 후 심한 통증에 시달림 등으로 나타났다.

박지인(2021)은 '제왕절개 마취 방법의 변화'에서 2013년부터 2018년까지 한국에서 제왕절개를 받은 753,285명의 산모의 마취 방법을 분석하였다. 제왕절개 마취는 전신마취 28.8%, 척수마취 47.7%, 경막외마취 23.6%를 나타냈다. 마취 방법과 산모의 산과력, 응급 제왕절개 여부, 제태주수, 태아의 몸무게는 유의한 관련성이 있었다. 전신마취는 7일 이상의 재원 일수와도 관련되었다.

도영미(2010)는 '제왕절개 분만이 영향을 끼치는 산모 및 태아의 임상적 연구'에서 전국 산부인과의원 중 2008년도 분만진료비를 청구한 건수는 210,273건이라고 하였다. 제왕절개 지역 순위는 광주 5.7%, 전북 6%, 경산 8.1%, 서울 16.3%, 경기 23.5% 순이다.

제왕절개 원인은 기왕력 47.6%, 난산(아두골반 불균형 진행상태 포함) 26.2%, 태아위치 이상 6.1%, 태아곤란증 5%다. 나머지는 조기 양수

파수 3.2%, 전치태반 1.7%, 고령임산 0.8%이며 특이점은 농촌지역 산부인과가 많은 수록 제왕절개가 많았으며, 의사에 의해 분만 형태가 달라진다.

태아부작용 호흡곤란 결속모유수유, 장애가능성, 가족 간의 친밀성, 합병증 2배 모성 사망률 2~4배, 산모 부작용 마취합병증 폐렴, 기관지경련, 저혈압 등이다.

영국 에드버저대학의 사가스 스톡 연구(2018)는 제왕절개 12년 후 천식 위험 21%, 비만 29%, 알레르기(아토피)15%, 장질환 34%가 높아지는 경향을 발표하였다. 후속 임신 후 난산 27%, 유산 17%, 주산기(임신 28일~출생 1개월 내), 사망률 11%로 밝혔다. Sandall 등(2018)은 제왕절개를 통해 탄생한 아이는 생리적 노출에 면역계에 영향을 미쳐 알러지, 아토피, 천식, 장내 미생물 다양성에 대체로 부정적인 영향을 미친다는 근거가 축적되고 있고, 장기적으로 아동 비만과 천식 발생률 증가와 연관성을 보고하였다.


산부인과 의료수가

출산 의료수가에서 질 분만보다 제왕절개의 의료수가가 높은 것으로 나타났다.

송혜숙 외 4는 '자연분만과 제왕절개분만의 입·퇴원 특성 및 진료비 분석'에 제왕절개분만의 49.2%는 선택적 제왕절개 분만으로 분류되었으며 35.7%는 긴급 제왕절개 분만으로 분류되었다. 진료비는 자연분만이 각각 828,571원, 본인부담금 16,423원. 제왕절개는 1,173,769원, 본인부담금 235,522원이며, 제왕절개에 소요된 비용은 자연분만보다 전체 의료비가 345,198원, 자기부담금이 219,099원 더 높게 나타났다. 결론은 가임력 향상, 자연분만촉진, 육아 확대를 지원하기 위한 정책적 노력이 필요하다(한국모자보건학회, 2015).

Caughey 등(2014)은 질 분만진통(normal labor) 및 난산(labor dystocia)에 대한 정의를 제시하고, 제왕절개 분만 문제점을 검토하고 자연분만의 교육 및 정서적 지지와 같은 비의학적 개입이 유효할 수 있으니 이를 적극 활용하라고 권고했다.

태아 건강

정신건강 간호사 PSY은 임산부가 태아의 건강에 대하여 다음과 같이 설명한다.

① 태아는 자궁 내에 신체가 굽혀진 상태여서 운동을 최적화시켜야 한다. 운동은 산모나 태아의 근육을 증가시켜 준다.

근육긴장 감소는 외상/ 진정/ 조산으로 인한 것일 수 있다. 담요(복대)로 배를 감싸주면 굴곡 자세에서 자유롭게 움직임을 보조한다.

② 신생아는 태어나면서 즉시 호흡을 하는데 이는 태반으로 공급받던 산소와 탄소가스 배출을 중단하는 과정이다. 호흡은 태어난 지 30초 안에 시작하는데, 이는 체온 하강과 제대결절로 인한 동맥 내 산소분압 감소 때문이다. 추위, 통증, 촉감, 움직임, 빛과 같은 체감

각 자극도 호흡 중추를 자극한다.

태아의 폐에는 기능적 잔류 액체가 고여 있다.

③ 두정위 질 분만은 모체의 질 근육과 조직이 태아의 흉곽을 압박하여 폐내 잔류 체액의 반을 짜내어 폐 공간이 넓혀 주는 기능을 한다. 분만 후 태아의 흉부는 반사적으로 팽배되어 20~40ml 공기를 들이마신다. 이때 폐 확장을 위해 15~25cm$^{(H_2O)}$압력이 필요하다. 출생 후 30초 안에 호흡이 안 되면 질식 위험을 초래한다.

## 2. 산부인과 산모중심 의료시설

정부는 무상으로 산부인과의 분만의료시설을 산모중심의 시설로 개선해 주어야 한다. 분만시설은 소, 대변보는 자세를 취하도록 산모 중심적 시설을 하라. 뉴턴의 만유인력 법칙으로 사과가 땅으로 떨어지는 것처럼 말이다.

그러나 산모가 출산을 시도할 때 의사중심 자세는 산모에게는 극악의 자세이다. 우리가 어떤 일을 할 때 습관대로 하는 것이 제일 쉽고 편하다. 우리는 소·대변을 본다. 이때 앉아서 볼 일을 본다. 왜냐하면 만유의 인력에 의해 배설물은 아래로 나오는 것이 가장 안정적이고 쉽기 때문이다. 특히 인간의 몸은 앉은 자세로 볼 일을 보도록 설계되어 창조되었기 때문이다.

사례를 소개한다. 지인의 모친은 전남 목포에서 산파를 하면서 약 20,000명의 아기를 받았다고 한다. 그중에 산모의 생체적 조건으로 출산을 못한 경우는 한 건도 없었다고 하였다.

산부인과 분만시설은 산모 중심으로 만들어 자연분만을 유도한다. 이에 들어가는 제반 의료기는 정부가 부담한다. 물론 여러 가지 문제를 야기할 수 있다. 그러나 산모중심 시설은 자연분만을 유도하는 데 원초적 대안이다.

산부인과 의사 선생님! 힘드시고 어렵더라도 질 분만을 위해 노력해 주시기 바랍니다.


## 3. 자연분만 의료수가 개선

산부인과 진료나 출산비용을 제왕절개보다 자연분만을 출산 시간 대비 책정해야 한다. 예컨대, 제왕절개 수술은 3시간 수술비 100만 원을 책정하였다면 자연분만은 진통에서 출산까지 시간을 기준으로 진료비를 제왕절개 시간보다 3~5배 300~500만 원을 책정한다. 자연분만은 산모마다 출산시간이 다르기 때문에 진통과 출산시간 정보를 의료기관과 공유하여 의료비를 책정한다.

의료수가는 제왕절개 대비 자연분만 시 3~5배를 더 책정한다.

자연분만

제왕절개 후 자연분만을 위한 젤 분만 유도에서 자발적인 진통을 경험한 그룹과 프로스타글란딘 젤로 분만을 유도한 두 그룹의 결과는 자발적 분만을 경험한 산모 중 86.82%가 자연분만에 성공했으며, 젤 유도 분만 산모의 경우 64.34%가 자연분만에 성공했다. 두 그룹 모두 자궁파열이 각각 1건씩 발생했다. 신생아 중환자실 입원율은 1군에서 4.1%, 2군에서 10.4%였다(대한산부인과학회지 제62권 6호).

자연분만은 가장 자연적이고 건강한 태생을 가져다 준다. 작게는 개인의 건강, 크게는 국가 안보에 도움이 된다. 현재 저출산, 자살이 세계 1위인 이유를 제왕절개 탄생율과 비교하여 보면 오늘날 청년들의 다양한 부작용을 생물학적 관점에서 분석하고 뒤돌아볼 때 답이 나올 법도 하다. 생명은 태생적으로 인고의 과정을 거쳐 태어나는 것이 신의 섭리이며 생명의 가치를 소유한다. 제왕절개는 산모의 골반 구조가 정상 분만을 할 수 없는 경우에 한하여 산모와 아기를 구하는 방법이다. 그러나 산모가 태아를 건강하고 작게 성장시키는 교육을 발전시켜야 한다.


## 4. 자연분만 활성화를 위한 대책

1. 여성은 골반검사를 필히 먼저 한다. 골반의 구조가 질 분만을 할

수 없는 상태면 골반 운동과 요법을 통해 개선할 여지가 있다.

2. 부부의 직업과 활동상태를 살핀다.

3. 부부의 수면시간과 수면 중 체온(코어)에 대하여 관찰한다.

4. 임신을 위한 부부관계 교육을 한다.

5. 임신 후 산모나 태아의 건강을 증진시키는 영양소를 개발한다.

6. 태아의 위치나 탯줄이 목을 감은 경우 질 분만을 위한 기술과 의술을 개발하라. 임산부 스스로 자신의 손으로 배를 먼저 태아의 위치를 돌려주는 방법을 알려주라. 임산부 스스로 호흡과 운동으로 태아 머리가 질을 향하도록 한다.

7. 임산부에게 질 분만의 장점과 제왕절개의 생물학적 문제점을 인지시킨다.

8. 산부인과 의료시설은 산모중심으로 산모가 힘을 주는 자세를 취하게 한다.

9. 산부인과 의료수가를 질분만 위주로 하여 분만 고통시간대비로 정한다.

10. 산후 의료적 처리에 있어서 산부인과 공동산후조리원을 개설한다.

11. 아기의 출산과 성장을 기록할 수 있도록 부모를 교육한다.

12. 산부인과와 소아과를 융합한 진료 데이터를 구축하라.


산부인과와 소아과 융합은 저 출산에 의한 소아과의 한계 진료를 보완하고 발전하는 방안이다. 소아와 진료의 약 처방은 소화기능이 약 50%에 달한다고 한다. 소화기능은 성장에너지의 기본이다. 이를 개선하는 방법은 수술도 아니고 음식을 통한 영양 공급도 아니다. 의약이나 체온을 높이는 기능성섬유나 생활을 통해 가능하다.

지금까지 임신하는 과정에서 부부의 관계나 몸의 상태를 미리 검진하고 임신을 하는 교육은 없었다. 본 연구는 임신전의 부부의 실용의학적 임신에 대한 교육이 없기에 이를 가설하여 방법론을 제안한다. 또한 저 출산의 생물학적 원인을 밝혀 난임부부의 자연임신 촉진으로 출산율을 높이고자 한다. 저출산은 다양한 변수가 있다. 난임부부는 임신하고자 하나 생물학적 원인을 몰라서 인공수정에 의존하는 현실이다.

그동안 사례를 보면 냉체온이 1차성 난임의 원인이다. 2차성은 의학적 진단으로 분류한다. 이성구 박사가 언급한대로 체온 2℃ 높여주면 임신이 잘된다고 한다. 1차성 원인은 수면 중에 복부체온을 37.2℃ 정도 높여주고 충분한 유산소 운동이 임신촉진과 자연분만을 유도한다. 나아가 아기와 산모의 건강을 평생 유지하는 기저가 될 것이다.

제왕절개 문제는 1. 임신과 출산에 대한 교육부재다. 2. 정부의 산부인과 분만의료수가이다. 3. 산부인과 의사중심 분만시설이다.

난임 부부와 제왕절개 해결은 산부인과 의사의 자부심이고 병원 발전이 동반될 것이다. 이를 개선하기 위한 방법을 대통령 신문고에 접수하였다.


## 5. 제왕절개 고찰


제왕절개 탄생은 폐의 기능을 저하시키고 비만의 원인이다. 보도에 의하면 제왕절개의 후유증은 폐질환 및 비만증이 질 분만보다 상당히 높은 수치를 나타냈다고 한다. 또한 신생아 10%가 눈물길이 막혔다고 한다. 이는 생물학적으로 시력을 나쁘게 하는 원인이다. 예컨대, 개를 실험한 결과 복부로 태어난 개보다 정상적으로 태어난 개가 20~25% 수명이 길어지고 병도 적었다고 한다. 누에도 고치를 뚫고 나올 때 인위적으로 구멍을 내주었더니 나방으로 나오면서 날개 힘이 없어 날지 못한다고 한다. 병아리도 알에서 나올 때 스스로 알을 깨고 나오면 생존율이 높지만 알을 인위적으로 깨주면 생존율이 낮은 것으로 조사되었다.

동물은 본능적으로 자신의 생리적 기능을 알고 그에 맞게 행동한다. 그래서 동물은 병이 들거나 힘이 없어 생존 능력이 없으면 깊은 산속에 들어가거나 인적이 드문 장소를 택하여 죽는다고 한다. 그러나 인간은 만물의 영장으로 생존의 의지가 강하다. 하지만 태생적 리스크는 누가 책임을 지는가?

인간은 엄마의 좁은 문을 통해 출생해야 한다. 이제라도 자연분만 교육이 발전해야 한다. 이는 생명사랑을 위한 원초적 의무다. 복부 탄생은 어찌 우리나라가 세계 1위를 달리고 있는가 아! 슬프고 슬프도다.

성경 요나서에 보면 요나가 니느웨를 떠나 다시스로 피신하는 스토리가 나온다. 피신의 이유는 니느웨 사람들의 죄에 대한 회개운동을 전개하지 않고 자신만의 안위를 위해 다시스로 배를 타고 도피를 한다. 이때 그는 물속으로 던져져 큰 물고기 배속에서 삼일을 고통을 견디다 생명을 구했다. 그리고 죄를 알지 못하는 니느웨 사십 만에게 죄를 알리고 회개운동을 전개한다. 그러나 니느웨 성에는 좌우를 분별치 못하는 자들이 12만 명이나 된다고 하였다. 저자는 요나의 심정으로 이글을 쓴다.

# 02. 미혼모(이브엄마) 개선책

요약

보라 자식들은 여호와의 기업이요 태의 열매는 그의 상급이라 젊은 자의 자식은 장사의 수중에 화살 같으니 이것이 그의 화살 통에 가득한 자는 복되도다. 그들이 성문에서 그들의 원수와 담판 할 때에 수치를 당하지 않는다(시편 127:3)

먼저 미혼모 단어를 '이브엄마' 단어로 제안한다.

인간의 DNA는 모계로 시작되었다. 의학은 이를 '이브 DNA'라고 한다. 창세기 에덴동산은 인간이 생명을 잉태하는 남녀의 사춘기 시기를 묘사한다. '이브엄마'의 단어는 당사자나 가족 그리고 사회적으로 심리적 안정감을 제공한다. '이브엄마'라는 명칭은 자연스럽고 희망을 주는 단어라고 생각한다.

미혼모 문제 해결을 위해 국가가 나서서 젊은 부부를 장려해야 한다. 그리고 젊은 부부가 공부도하고 생활도 할 수 있도록 독립적 경영을 할 수 있도록 개인사업을 지원해야 한다. 또한 지속적 학업을 할 수 있는 제도적 보장을 해주어야 한다. 나아가 다산을 할 수 있는 조건을 만들어 주어야 한다. 그러므로 그들에게도 자부심을 갖도록 사회 편견을 없애는 시민 의식을 만들어야 한다.

　사례에서 조혼과 장기 연애혼의 부부는 자녀를 잘 낳으며 이혼율이 적은 것으로 조사되었다. 이는 장기간 함께 살거나 사귀면서 서로 간의 이해와 동질성이 부합되며 모계적 리더십이 가정의 안정을 꾸려나가는 결과이다.


　생물학적 성인

　성경의 에덴동산 중앙동산에 있는 생명나무는 선과 악을 알게 하는 나무로 기록되었다. 의미를 부여하면 아담과 이브는 사춘기를 맞이하였다.

　조선시대 혼인은 사춘기 나이부터 하였다. 당시 농경사회로 노동을 우선으로 하는 시대이다. 게다가 학교제도가 미흡하여 양반제도에 의해 학문을 발전시켰다. '성'의 문제는 비단 원시부터 미래에 이르기까지 영원한 숙제며 지혜가 필요하다. 그러나 성은 아름다운 인간의 본능이다. 그러나 남녀의 성은 교통 신호처럼 질서가 있다. 예컨대, 동물은 때가 되면 그 시기에만 임신을 할 수 있고 집중적으로 교미를 한다. 이와 마찬가지로 인간은 교통신호처럼 빨간불 시기에는 절제를 해야 한다. 그리고 사회가 인정하는 파란불, 혼인식과 더불어 아름다운 성관계를 하는 질서가 있다. 이 질서를 위법한 결과는 미혼모라는 주홍글씨를 지고 살아야 한다. 현실적으로 성에 대한 나이 제한을 낮추어야 한다. 그 대표적 나이는 성년식을 기준하는 나이다. 미혼모 대책의 일환으로 성년식 프로그램을 활성화시켜야 한다.


### 미혼부부 교육책

성년식<sup>(만 18세)</sup> 교육프로그램을 활성화하라.

1. 성관계를 갖기 전 상대방의 주민등록번호와 주소를 알아둔다.

2. 이브엄마의 임신 상태 신고 제도를 운영하라.

3. 미혼모 전 임신 후 교육제도를 신설하라. 예컨대, 임신상태에서 건강한 생활상식과 운동요법이다. 신체교육 전반적 프로그램은 '수면교실'을 참조하라.

4. 이브엄마는 수치심이 아니고 모성의 자격임을 강조하라.

5. 아담아빠는 책임을 지는 제도를 만들라. 예컨대, 주홍글씨 제도다. 아담의 정보에 혼전상태서 임신됨을 알리고 책임을 지는 제도를 만들라. 그러나 아담아빠의 신상에 기입된 정보는 혼인신고와 함께 삭제한다.

6. 생명을 사랑하는 이브엄마와 아담아빠는 떳떳함을 알려라.


### 미혼부부<sup>(이브 아담)</sup> 생활 대책

아기를 잘 양육할 수 있도록 경제적으로 지원하라. 예를 들어 지하철이나 기업 및 종교단체 등의 자동판매기 사업권을 부여할 수도 있다. 이는 학생신분의 부모에게 경제적 보장을 해줌으로 아기를 정서적으로 안정감을 주며 성장시킬 수 있는 기반이 된다. 나아가 미혼부부가 학업에도 충실할 수 있다.

이브엄마와 아담아빠는 아기를 양육할 수 있는 경제적 제도는 안정된 가정을 이루도록 해준다. 아기가 성장하는 과정에서 무상교육을 제도화하라

미혼모 개선책은 저 출산을 다산으로 장려하는 생물학적 사회적 건강을 제공할 것이라 의미를 부여한다. 건강한 부부의 다산은 행복한 사회를 이룬다.


결론

현실의 미혼모 상태는 사회가 만들어낸 부도덕적 행위이다.

이러한 병폐는 문화의 발달보다는 경제성장에 몰입하는 경쟁사회가 생산해낸 생명경시 의식이다. 앞으로 수명이 길어지는 시대이다. 젊은 자의 자녀는 건강을 타고난다. 개인이나 국가도 세상 말로 이득이 되는 장사다. 저출산 시대 미혼(이브 아담)부부의 자녀는 장수의 화살처럼 건강하다.

미혼모는 미혼일 뿐이다. 성모 마리아가 아니다. 그러니 철없다 여기지 말고 그들이 부부로 인정하며 가정을 꾸리고 아이도 키울 수 있도록 정부가 적극적으로 환경을 조성해주길 간곡히 부탁한다. 결언은 미혼모 명칭은 '이브엄마'로 제안한다. 그리고 남성의 명칭은 '아담아빠'으로 제안한다. 언어에는 에너지가 있고, 말이 씨가 된다.

# 03. 성년식 프로그램

성년식은 아이에서 어른으로 가는 생물학적 정거장이다.
관혼(冠婚)은 생물학적 문화요소다.
상제(喪祭)는 정신적 문화요소다.


## 1. 성년식

우리나라 성년식날은 매년 5.18일이며, 나이는 만 19세이다.

관혼상제(冠婚喪祭)의 성년(冠)식은 매우 중요한 의식임에도 불구하고 국가나 국민은 좌시하고 있다. 한국은 1973에 만 20세로 성년의 날이 제정되어 1977년 3월 30일을 대통령령으로 성년식 기념 규정을 공포하였다. 행사는 매년 5월 셋째 월요일을 문화체육부가 주관한다. 2013년 7월 1일부터는 만 19세로 성년의 나이를 줄였다.

어느 민족이든 그 방법과 연령이 다를 뿐 성년식 의식을 거행한다. 일본 18세 미국은 18세 프랑스 15세 미얀마는 12~13세 유대인은 남성이 13세가 되면 가족 중 성년의 해에 '통곡의 벽'으로 데리고 가서 성년식을 거행한다. 유대인 성년식 프로그램은 3,500년 전부터 유대인의 역사를 심어준다. 유럽은 특별히 법으로 정한 날은 없으나 독일과 프랑스는 지능과 정신연령을 측정해 통과 된 18세 이상에게 성인대우를 한다. 한국도 생체리듬이 빨라져 성년식 나이를 고등학교 졸업 전 나이로 낮추어야 한다.

교육

성년식은 전통적이고 과학적인 의식을 토대로 건강한 삶을 살아가도록 교육하는 데 그 의의를 가진다. 나아가 실용의학 차원에서 수면 자세, 습관, 호흡, 발성 등을 중점으로 교육시킨다. 그리고 결혼생활의 생리적 차원과 우종번식의 차원을 위해 교육시킨다. 그동안 학교에서 접근하지 못하는 개인적 질병, 특히 우울증과 관련된 생리적 심리적 질병을 치유하는 장으로의 교육을 병행한다. 나아가 자립정신을 일깨우며 가정적, 사회적, 국가적 구성원으로 개인의 인격을 고양시킨다. 한발 더 나아가 의학, 법학, 종교, 철학, 심리학, 죽음학까지도 큰 틀에서 가르쳐야 한다.

결국 성년식 교육프로그램은 사람이 사람답게 살아가는 방법을 알려 건전한 육체와 건전한 정신을 깃들게 하는 데 목적이 있다. 성년식 프로그램은 이러한 우리의 관습을 재정립하여 성인으로써 기능하는 모든 제반 상식과 의식을 일깨워주는 프로그램이다. 성년식을 맞이하는 인원은 년간 줄잡아 40만 명 선이다.

경제 관점

성년식 과정은 매우 중요함에도 불구하고 결혼식이나 장례식 관습을 더 중요하게 인식하여 보다 많은 비용을 지출하는 것이 오늘날 우리 예식문화다. 예컨대 결혼식에 들어가는 시간과 비용을 대충 잡아 계산하면 약 3,000만 원 정도다. 그리고 장례식에 들어가는 비용도 약 2,000만 원 정도이다. 이는 보편적 비용을 산출한 금액으로 개인마다 차이가 날 수도 있다. 그러나 성년식의 비용은 극히 미약하고 그냥 스쳐 지나가는 현실이다. 성년식은 성인으로 자격을 부여하는 차원에서 보면 매우 중요한 시기이다. 일본은 관혼상제의 비용은 미미하나 성년식은 우리의 옛날 단오절처럼 의상과 의식에 투자한다고 한다.

## 자아 정체성

성인식 프로그램은 성인의 정체성을 알게 함으로 혼돈된 개성을 질서 있는 개성으로 발전시키는 교육이다. 혼돈은 자아정체성의 혼란에서 빚어진다. 혼돈된 사고에서는 사색에 대한 기능이 진리를 추구하기보다는 유행에 민감하고 육체적 게으름에 이르게 된다. 게으름에 습관이 젖어 있으면 매사를 부정적으로 보게 되면서, 핑계를 대는 성격으로 이어진다. 이러한 성격의 소유자는 건강 안보에 적신호이다. 자아정체성 혼돈은 대중적 오락과 자극에 요동되며 지성과 사랑의 허와 실을 분간하지 못하고 자신의 주장으로 생활을 하게 된다. 이러한 결과는 사회생활에 부적응으로 인해 몸도 맘도 허약한 체질을 소유하게 된다. 또한 개인이나 가정과 사회에 문제가 발생하여 경제적 어려움에 봉착하게 된다. 그러나 자아정체성은 '올바른 생각을 하는 존재'로서 가정과 사회에 책임을 지는 성인의식을 함양한다.

사회적 책임은 오류적 생활에서 벗어나 자유로운 질서생활을 말한다. 책임 있는 자유는 자신의 몸을 돌아보고 정신적 윤리, 도덕, 법률, 종교의 가치를 깨달아 개인이나 사회에 끼치는 비용을 절감시킨다.

### 의학 상식

의학적 몸의 기능을 이해하고 자연치유적 셀프케어를 스스로 알게 됨으로 스스로 대처하는 능력을 갖게 된다. 예컨대, 의학적으로 난임과 암의 1차 원인을 체온에 있다는 상식만 알아도 의료비나 저출산을 예방하는 경우이다.

### 법학 상식

법은 인식함으로 법을 지키는 상식을 알게 된다. 이는 법적 오류를 범하게 되지 않으므로 법리적 해결책의 비용을 절감하게 될 것이다. 한국은 미국이나 일본에 비해 인구 비율로 보아 고소사건이 10배 정도로 많다고 한다. 이러한 고소의 사건 내용을 들여다보면 다분히 가해자와 피해자 사이에 감정을 내세우는 경우가 많다.

## 2. 학습 내용

이론과 실습을 융합한 유 리듬(Eu rhythm)학습을 기초한다.
유리듬은 인체의 기능적 유연성과 의식의 합리적 사고이다.
외적학습을 통해 자존과 품행에 대한 책임을 갖게 한다.
내적학습은 자아정체성의 생물학적·정신적·윤리적 상식의 도리를
깨닫게 한다.


외적 학습

일괄적 유니폼으로 단체성을 갖게 하고 유니폼은 사회에서 착복
할 수 있도록 품질과 디자인을 품위 있게 만든다. 시간 개념을 없게
하기 위하여 시계 및 전자기기 소지를 불허한다. 마지막 날에는 전통
옷을 입고 예절을 배우고 연수원을 떠나면서 전통 옷을 입는다. 성년
식 과정을 이수하면 지참금을 현금으로 준다. 현금(예 10만 원)지불의 의
미는 성년으로 봉사정신을 기르는 마인드를 형성시켜, 봉사 정신을
함양시키는 것이다. 성년들이 돈의 사용 내용을 자유롭게 서술하여
메일이나 편지로 보내오도록 한다. 메일을 보내오는 성년들에게는
칭찬을 해준다. 자원은 바디유 수면섬유 이익금으로 충당한다.


내적 학습

육체적 : 수면 호흡 자세 발성 교육

심리적 : 정신적 기능 병행 학습

생리적 : 해부학을 기초하여 신체 전반적 학습

치유적 : 자연치유와 셀프케어 학습

사회적 : 사회 구성원의 유기적 협동 기능과 법리 적용

국가적 : 안보 의식과 자신의 정체성 및 애국심

정의적 : 무엇이 옳고 그른지를 판단하는 정의적 토론

부부적 : 부부생활에 있어서 생리적 기능과 자연출산의 중요성

가정적 : 부모가 전수하는 가정교육 요소

음악적 : 생체리듬과 음악적 요소를 통해 심신건강

종교적 : 미완성의 인간의 한계에서 희망의 삶을 위한 의식함양

직업적 : 직업의 소중함과 노작(어렵고 힘든 일)과 건강생활

철학적 : Who am I ? 지혜와 사랑을 위한 정의 추구

유기적 : 부부, 가족, 친구, 사회, 국가적 관점에서 자신의 위치

법률적 : 무지로 인하여 인생을 손해 보지 않는 법 상식

봉사적 : 너와 내가 나눔의 선행이 주는 보람과 효과

관혼상제 : 관혼상제의 의식의 허와 실 그리고 의식개혁

자유 : 민주시민의 자유(Liberty)와 책임(Responsibility) 정의

## 3. 교육효과

① 신체적·정신적 건강이 좋아진다.

② 윤리의식이 개선된다.

③ 사회문제가 줄어든다.

④ 성문란 방지에 기여한다.

⑤ 준법정신이 개선된다.

⑥ 자아정체성을 갖게 된다.

### 예산

성년식을 맞는 인구는 해마다 40 만 명이지만 10년 후에는 반으로 줄어든다. 성년식 교육비용은 1주간을 할 경우 연간 총 7,000억 원이 예상된다.

### 가치

성년식 교육으로 인한 육체 건강과 정신건강 그리고 마음가짐의 효과는 연간 50조 원에 달한다. 수치로는 7배 장사다.

### 지도자 자격

강사는 전문직으로 정년퇴직 후 각각의 전문 직업에 통섭한 훈장을 강사로 한다. 이는 경비 절감과 예산 절감을 하면서도 양질의 교육이 병행되기 때문이다.

자격은 각종 직업의 전문가나 박사학위를 소유하였거나, 지식과 경험이 풍부한 덕망 있는 권위자를 배정한다.

지도자 명칭: 예절학 예절사, 의학 의술사, 음악 음악사, 법학 법리사, 경제학 부자사, 윤리학 상식사, 법죄학 죄와벌사, 철학 지혜사, 종교 선악사, 죽음학 이별사를 제안한다.

## 4. 결론

성년식은 부모의 슬하에서 생물학적 어른이 되어 부모를 떠나는 창세적 생체기능이다. 세계인들은 자기들만의 문화적 성년식 의식을 거행한다.

성경에서는 하나님이 사람을 만든 후 부모를 떠나 둘이 한 몸이 되라고 하였다(창 2:24). 본 성년식 프로그램은 인간의 원초적 생물학적 리듬을 살려 인간의 성장과정을 절차적으로 준수하는 것이다. 절차가 없는 인간의 의식은 혼돈(카오스)을 가져온다. 즉, 자아정체성을 형성하지 못하여 자신만의 존귀한 생활을 영위하는 데 어려움을 겪는다. 그 어려움은 개인과 가정 그리고 사회에 고스란히 표출하여 모두가 고통을 겪는다. 성년식 프로그램은 사춘기 과정을 올바르게 인식시키고 미래에 나아갈 길을 예비하고 안내해 주는 교육의 정거장이다.

# 04. 맨투맨 장학문화

경제는 제1의 생명이다.

덕이란 배려와 베풂이다. 베풂이 없는 덕은 덕이 아니다. 예수는 바리새인을 보고 말했다. "앉은뱅이 보고 일어나 걸으라는 것과 네 죄를 사하였노라에서 어느 것이 쉽겠느냐?" 말로서 덕도 필요하지만 물질과 행동으로의 덕은 베풂이다.

맨투맨 도네이션은 개인과 개인이 지정하여 일정한 금액의 장학금을 지불하는 제도이다. 예컨대, 선생님이 보기에 한 학생은 부자이나 한 학생은 가난하다. 선생님은 부자학생의 부모에게 매월 일정한 소액을 가난한 학생을 도와줄 수 있냐고 정중하게 부탁을 한다. 이를 수용하는 학부모는 가난한 학생의 통장으로 월이나 분기별로 일정한 장학금을 보내준다. 금액은 교사도 부자 학생도 모르게 한다. 즉 왼손이 하는 일을 오른손이 모르게 하라는 예수의 명령을 따르는 것이다. 이 형식은 중간 매개체가 없어 관리비용도 절약되는 경영적 효과를 나타낸다. 그리고 수혜를 받는 학생은 누구인지도 모르는 사람에게 감사를 느끼며 언젠가는 학생이 자라서, 그와 같이 누구에겐가 장학금을 주는 선을 베풀 것이다. 또한 일반인이 친척이나 이웃에 동정을 줄 만한 학생을 발견하면 일 대 일로 매월 장학금을 보내주어도 된다. 이는 기간이 없다. 다만 학생이 독립을 하는 시기나 더 이상 장학금을 받지 않아도 지장이 없다고 알려오면 그때는 장학금을 안 보내도 된다. 금액은 제공자의 형편에 맞게 설정한다.

맨투맨 장학봉사는 장기적으로 봉사의 물레바퀴를 돌리는 원동력이 된다. 봉사는 마음에서부터 물질로 이어진다. 현대는 물질주의로 각박한 세상을 살아가는 현실이다. 학생도 매한가지다. 맨투맨 장학금은 빈부격차가 심한 현실에서 날마다 내리는 아침 이슬처럼 학생들 마음에 희망의 선물이 될 것이다.

본 도네이션 아이디어는 스위스의 철학자 카를 힐티가 쓴《잠 못이루는 밤을 위하여》를 읽으며 영감을 받아 제안하는 장학금 제도이다. 그는 행복론을 쓰다가 딸에게 따스한 우유를 가져오게 하고 그 사이에 하늘나라로 여행을 갔다.


관리

관리비는 제도상 맨투맨 방법이라 관리인원을 최소화한다.

맨투맨 장학금 관리는 전문가를 채용한다. 관리는 2명으로 제한한다. 1명은 학생과 지원자와의 연결하는 상담역이다. 1명은 전산 및 프로그램을 운영한다.


관리비

관리제반 비용은 바디유에서 부담한다. 연간 추정 예산 : 1억 원

방법

1. 지원자가 원하는 대상을 1차로 한다. 2차는 상담을 통해 지원자를 안내한다.

2. 지원대상자는 연령과 직업과 상관이 없다.

3. 지원받는 자격은 교적을 가진 학생에 한해서다.

4. 지원금액은 지원자가 형편에 맞게 설정한다.

5. 지원금액은 매달 1회로 한다.

6. 지원금이 여의치 않으면 관리자에게 통보하고 정리한다.

7. 지원받는 학생에게 문제가 있을 경우 관리자가 상담하여 조치한다.

8. 지원자는 자신의 종교, 직업 및 기타 인적사항을 밝히지 않는다.

9. 지원기간은 학생이 중학교부터 대학을 졸업하는 기간까지다.

10. 지원금액은 매월 최소 5천 원부터 10만 원 이하다.


결과

정서적으로 메마른 이 시대에 맨투맨 도네이션은 세대 간의 갈등을 축소시켜 어른과 학생간의 넉넉한 마음을 생성한다. 그리고 학생은 삭막한 세상에서 자신을 존재감을 느끼며 보람을 갖게 될 것이다.

맨투맨 장학제도는 왼손이 하는 일을 오른손이 모르게 하는 최선의 겸손이 부합한 행동하는 봉사다.

### 결론

동방의 예절국인 한국의 인간미를 높이고 행복을 추구하는 봉사정신이 깃들 것이다. 나아가 학생들이 성장하여 미래에 각자의 직업과 환경에서 본분에 충실할 것이다. 그리고 서로서로 돕는 값진 봉사의 가치로 미래를 열어갈 것이다.

### 성장의 잠재력

코이라는 이름의 일본 잉어가 있다. 그 물고기는 작은 수족관에 넣어두면 2~3인치 정도밖에 자라지 않지만 조금 더 큰 수족관이나 연못에 넣어두면 6~10인치까지 자라고, 큰 강에 방류하면 36~48인치까지도 성장한다고 한다. 맨투맨 장학운동이 미래세대를 큰 어항에 자라게 하고 나아가 강으로 보내는 희망을 만들어 주면 참 좋겠다.

# 참고문헌

고도흥(2009). 언어기관의 해부와 생리. 도서출판 소화.

권두승·조아미(2006). 청소년 세계의 이해. 문음사.

김남선(2008). 입호흡 vs 코호흡. (주)상상나무.

김명선 역(2007). 임상 및 실험 신경심리학. 시그마프레스.

김선현 외 역(2003). 구강조직학. 군자출판사.

김성인 외 역(2006). 심플 병리학. 메디시언.

김은영 역(2006). 희망의 밥상. (주)사이언스북스.

김은지 역(2022) 수면의 과학(원저자 : 헤더다월 스미스)

김지자 외 역(2003). 노년기 성인교육 원리 및 접근. 서현사.

김풍택 역(2001). 손의 기능과 해부. 경북대학교출판부.

난사 석주선 관장 10주기 기념 논총(2006). 난사석주선관장10주기기념논총간
  행위원회

남도현·최홍식(2007). 호흡과 발성. 군자출판사.

노명희 외(2001). 혈액학. 고려의학.

두산동아 백과사전연구소(1996). 두산세계대백과사전. (주)두산동아.

박수철 역(2010). 문자의 역사. 21세기북스.

반신욕을 사랑하는 사람들 모임(2004). 사계절 반신욕. 김영사.

배영철·김상우·강영곤(2003). 노화방지 호르몬 7가지 이야기. 집사재.

소재무 외 역(2004). 인간 동작의 생체·신경역학적 이해. 대한미디어.

손영숙 역(2006). 신경심리학입문. (주)시그마프레스.

송대영·최현섭(2005). 인간행동과 사회환경. 한국방송대학교출판부.

송진섭 역(2004). 생명의 신비 호르몬. 종문화사.

안진환 역(2000) 빌게이츠@생각의 속도(저자: 빌게이츠)

안횡균(2004). 알면 20년을 젊게 사는 내 몸의 생체학. (주)한언.

여성자신 편집부(2006). 첫 임신출산 백과. 여성자신.

오승민 역(2016) 경피독 (저자 : 이케기와 아키라, 산부인과 의사)

유영식(2004). (환경의 역습) 화학물질과민증·새집증후군·알레르기. 대학서림.

유효순·최경숙(2008). 아동발달. 한국방송대학교출판부.

이광우(2005). 신경과학. 범문사.

이문영 역(2020). 장내세균혁명(저자: 데이비드 펄머터)

이시형 저(2021). 면역증진을 위한 통합의료의 정점

이요셉 역(2007). 웃음의 면역학. 중앙생활사.

이우천·정문상(2003). 족부외과학. 군자출판사.

이현주 역(2006). (평범한 사람들을 위해 간디가 해설한) 바가바드기타. 당대.

장재순 역(2018). 수면의 과학(저자: 사쿠라이 다케시)

정봉구 역(2002). 에밀(상)·(하). 범우사.

정수정 역(2007). 호르몬은 왜?. 과학전람회 02. (주)웅진씽크빅.

조현 외 역(2006). 해부생리학. 동화기술.

조화태 외(2007). 인간과 교육. 한국방송통신대학교출판부.

최현석(2006). 아름다운 우리 몸 사전. 지성사.

한국방송대학교 문화교양학과(2007). 동서양고전

한국의복식문화사. 단국대학교 石宙善紀念博物館.

한정란(2008). 노인교육의 이해. 학지사.

# 수면과 몸 습관표

| 구분 | No. | 내용 | 수면과 습관 상태를 체크하세요. | | | |
|---|---|---|---|---|---|---|
| 수 면 상 태 | 1 | 수면습관 | ① 똑바로 잔다 | ② 옆으로 잔다 | ③ 엎드려 잔다 | ④ 입 벌리고 잔다 |
| | 2 | 침구사용 | ① 기능성이불(구스) | ② 자연섬유이불 | ③ 폴리이불세트 | ④ 전기요. 기타? |
| | 3 | 잠드는시간 | ① 2~5분 | ② 10~20분 | ③ 30~50분 | ④ 1시간 이상 |
| | 4 | 꿈 기억 | ① 기억이 잘난다 | ② 긍정적 꿈을꾼다 | ③ 부정적 꿈을꾼다 | ④ 기억이 안난다 |
| | 5 | 수면시간 | ① 8시간 이상 | ② 6~7시간 | ③ 5~6시간 | ④ 4~5시간 |
| | 6 | 깨는 횟수 | ① 없다 | ② 1회 | ③ 2회 | ④ 3회 이상 |
| | 7 | 낮 졸림 | ① 안졸린다 | ② 낮잠을 잔다 | ③ 항상 졸린다 | ④ 기변증 |
| | 8 | 수면 호흡 | ① 정상이다 | ② 코골이를 한다 | ③ 입으로 한다 | ④ 무호흡을 한다 |
| | 9 | 체온(℃) | ① 36.5~37.5 | ② 36~36.5 | ③ 35.5~36(냉체온) | ④ 35~35.5 (냉체온) |
| | 10 | 수면냉증 | ① 손 발 | ② 복부 | ③ 하체 | ④ 전신 |
| | 11 | 수면온증 | ① 손 발 | ② 복부 | ③ 하체 | ④ 전신 |
| | 12 | 소화와 배변 | ① 정상이다 | ② 잘 안된다 | ③ 대변 냄새 심함 | ④ 변비가 있다 |
| | 13 | 리비도(본능) | ① 좋은 편이다 | ② 보통이다 | ③ 약하다 | ④ 매우 약하다 |
| | 14 | 아침상태 | ① 상쾌하다 | ② 보통이다 | ③ 피곤하다 | ④ 기상이 힘들다 |
| 불 면 요 인 | 15 | 정신적 1 | ① 트라우마 | ② 생각이 복잡해서 | ③ 걱정이 많아서 | ④ 스트레스 |
| | 16 | 생리적 2 | ① 자율신경교란 | ② 호르몬 변화 | ③ 갱년기 | ④ 아토피 |
| | 17 | 지병적 3 | ① 당뇨 | ② 혈압 | ③ 이명 | ④ 하지불안 |
| | 18 | 질병적 4 | ① 뇌질환 | ② 심장질환 | ③ 통증 | ④ 암 및 후유증 |
| | 19 | 기능적 5 | ① 무호흡 | ② 냉체온(전신) | ③ 소화불량 | ④ 변비 |
| | 20 | 환경 6 | ① 여행숙박 | ② 온돌, 침대 | ③ 침구, 속옷 | ④ 전기요 |
| | 21 | 수면치료 | ① 인지행동 | ② 호르몬제 | ③ 양압기 | ④ 수면제 |
| 몸 습 관 | 22 | 아침운동 | ① 매일 한다 | ② 주당 2회 | ③ 주당 4회 | ④ 전혀 안한다 |
| | 23 | 호흡방법 | ① 복식을 한다 | ② 흉식을 한다 | ③ 입으로 한다 | ④ 생각없이 한다 |
| | 24 | 앉는자세 | ① 어깨를 편다 | ② 허리를 굽힌다 | ③ 어깨를 굽힌다 | ④ 다리를 꼰다 |
| | 25 | 서는자세 | ① 똑바로 선다 | ② 상체를 굽힌다 | ③ 무릎을 굽힌다 | ④ 평발로 선다 |
| | 26 | 보행자세 | ① 똑바로 걷는다 | ② 비정형 걸음이다 | ③ 오다리 걸음이다 | ④ 팔자걸음이다 |
| | 27 | 식사자세 | ① 똑바로 먹는다 | ② 천천히 먹는다 | ③ 급하게 먹는다 | ④ 굽히고 먹는다 |
| | 28 | 운전자세 | ① 직각 자세 | ② 누운 자세 | ③ 양발 사용 | ④ 한발만 사용 |
| | 29 | 발성상태 | ① 맑고 깨끗하다 | ② 목이 자주 쉰다 | ③ 말하기가 힘들다 | ④ 고음이 안 난다 |
| | 30 | 몸 동작 | ① 부지런하다 | ② 보통이다 | ③ 게으르다 | ④ 움직이기 싫다 |
| | 31 | 학습력 | ① 매우좋다 | ② 좋다 | ③ 지루하다 | ④ 집중을 못한다 |

| | 32 | 기억력 | ① 정상이다 | ② 보통이다 | ③ 나쁘다 | ④ 매우 나쁘다 |
|---|---|---|---|---|---|---|
| 심리상태 | 33 | 인내심 | ① 정상이다 | ② 화를 삭힌다 | ③ 약하다 | ④ 화를 자주낸다 |
| | 34 | 마음 | ① 안정적이다 | ② 긍정적이다 | ③ 불안정하다 | ④ 부정적이다 |
| | 35 | 의욕 | ① 적극적이다 | ② 미약하다 | ③ 몸이 안따르다 | ④ 실천을 못한다 |
| | 36 | 우울증 | ① 정상이다 | ② 가끔 온다 | ③ 심하다 | ④ 매우 심하다 |
| 생리상태 | 37 | 태생 | ① 자연분만 | ② 미숙아 | ③ 신생아무개   kg | ④ 제왕절개 |
| | 38 | 피부 | ① 정상이다 | ② 국소습기가 있다 | ③ 피부가 건조하다 | ④ 아토피가 있다 |
| | 39 | 혈압 | ① 정상이다 | ② 저혈압이다 | ③ 고혈압이다 | ④ 약을 복용한다 |
| | 40 | 얼굴 | ① 목주름이 생김 | ② 광대뼈가 돌출됨 | ③ 하악골이 넓어짐 | ④ 좌우비대칭 |
| | 41 | 척추 | ① 정상이다 | ② 가끔 아프다 | ③ 항상 아프다 | ④ 협착증이 있다 |
| | 42 | 무릎 | ① 정상이다 | ② 가끔 아프다 | ③ 한쪽만 아프다 | ④ 관절증이 있다 |
| | 43 | 팔 손 | ① 정상이다 | ② 오십견이 있다 | ③ 손이 저리다 | ④ 손 힘이 없다 |
| | 44 | 발 | ① 정상이다 | ② 발가락이 약하다 | ③ 발이 저리다 | ④ 실족을 한다 |
| | 45 | 시력 | ① 정상이다 | ② 근시다 | ③ 원시다 | ④ 난시가 있다 |
| | 46 | 안구 | ① 정상아다 | ② 비문증이 있다 | ③ 백내장, 녹내장 | ④ 안구건조증 |
| | 47 | 귀 | ① 정상이다 | ② 잘 안들린다 | ③ 이석증이 있다 | ④ 이명이 있다 |
| | 48 | 코 | ① 정상이다 | ② 한쪽 코만 막힌다 | ③ 코가 답답하다 | ④ 비염이 있다 |
| | 49 | 목 | ① 정상이다 | ② 목주름이 생긴다 | ③ 목뒤가 무겁다 | ④ 갑상선염이 있다 |
| | 50 | 허파 | ① 정상이다 | ② 호흡이 짧다 | ③ 숨이 찬다 | ④ 폐 질환이 있다 |
| | 51 | 심장 | ① 정상이다 | ② 맥박이 느리다 | ③ 맥박이 빠르다 | ④ 심장질환이 있다 |
| | 52 | 간 | ① 정상이다 | ② 모르겠다 | ③ 수치가 안좋다 | ④ 질병이 있다 |
| | 53 | 식도 | ① 정상이다 | ② 급히 먹는다 | ③ 자주 체한다 | ④ 식도염이 있다 |
| | 54 | 위 | ① 정상이다 | ② 위가 쓰리다 | ③ 소화가 안된다 | ④ 위장질환이 있다 |
| | 55 | 신장 | ① 정상이다 | ② 소변을 자주본다 | ③ 당뇨가 있다 | ④ 투석을 한다 |
| | 56 | 생식기 | ① 정상이다 | ② 습기가 찬다 | ③ 생리통이 있다 | ④ 전립선 비대 |
| 질병 | 57 | 뇌 상태 | ① 두통 | ② 말이 어눌하다 | ③ 얼굴이 떨린다 | ④ 치매가 있다 |
| | 58 | 뼈 | ① 류마티스 | ② 목디스크, | ③ 척추 및 협착 | ④ 무릎 및 고관절 |
| | 59 | 지병 | ① 혈압 | ② 고지혈 | ③ 당뇨 | ④ 기타 |
| | 60 | 질병 | ① 위장병 | ② 폐병 | ③ 심장 | ④ 두통 |
| | 61 | 암 | ① 갑상선/유방/자궁/난소 | ② 위장/췌장/대장 | ③ 뇌/폐/뼈/혈액/림프 | ④ 전립/신장/피부/기타 |
| | 62 | 기타 | ① 오십견 | ② 구안와사 | ③ 소화, 비만 | ④ 저림 현상 |
| 생명 | 63 | 결혼 | ① 혼인 | ② 미혼 | ③ 이혼 | ④ 재혼 |
| | 64 | 난임 원인 | ① 생리적 이상 없다 | ② 부부기능 이상 | ③ 생식기 질병 | ④ 냉체온 |
| | 65 | 출산 경험 | ① 없다 | ② 자연분만(자녀 ) | ③ 제왕절개(자녀 ) | ④ 난산(  회) |

■ 본 설문지는 임상데이터로만 사용하며, 정보유출은 하지 않습니다.